王惠珍女科心悟

王惠珍╱著

陈建新╱审

人民卫生出版社·北京·

版权所有，侵权必究！

图书在版编目（CIP）数据

王惠珍女科心悟 / 王惠珍著 . —北京：人民卫生出版社，2020.11
ISBN 978-7-117-30874-8

Ⅰ.①王… Ⅱ.①王… Ⅲ.①中医妇科学 – 中医临床 – 经验 – 中国 – 现代 Ⅳ.①R271.1

中国版本图书馆 CIP 数据核字（2020）第 215559 号

王惠珍女科心悟
Wang Huizhen Nüke Xinwu

著　　者	王惠珍
出版发行	人民卫生出版社（中继线 010-59780011）
地　　址	北京市朝阳区潘家园南里 19 号
邮　　编	100021
印　　刷	三河市博文印刷有限公司
经　　销	新华书店
开　　本	710×1000　1/16　印张：12.5　插页：2
字　　数	186 千字
版　　次	2020 年 11 月第 1 版
印　　次	2020 年 12 月第 1 次印刷
标准书号	ISBN 978-7-117-30874-8
定　　价	55.00 元

E – mail　pmph @ pmph.com
购书热线　010-59787592　010-59787584　010-65264830

打击盗版举报电话：010-59787491　E-mail：WQ @ pmph.com
质量问题联系电话：010-59787234　E-mail：zhiliang @ pmph.com

■ 王惠珍简介

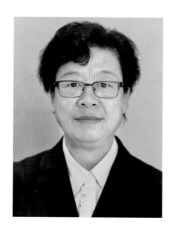

　　王惠珍，主任医师，教授，福建中医药大学附属第二人民医院产科、乳腺科福建省重点专科学术带头人，福建省名中医，第五批全国老中医药专家学术经验继承工作指导老师，国家中医药管理局确定的 2016 年全国名老中医药专家传承工作室建设项目专家。从事中医临床工作 40 余年，曾作为访问学者公派日本学习。系中华中医药学会妇科分会常务委员、中国民族医药学会妇科分会常务理事、世界中医药学会联合会生殖学会常务理事，福建省中西医结合学会妇产科分会副主任委员、福建省中医学会第五届妇科分会副主任委员。培养博士、硕士 18 名，国家级师承弟子 2 名、省级师承弟子 1 名。主编《妇科辨病专方治疗》《经方妇科集成》，参编教材 10 部，对中医不孕症、绝经前后诸症、痛经（子宫内膜异位症）、闭经（多囊卵巢综合征、卵巢功能早衰）、崩漏、癥瘕及乳腺病、盆腔炎等病的诊治有一定心得。

❀ 自 序

拙作《王惠珍女科心悟》即将付梓之际，将编著心路历程，作一汇报，聊以为序。

余自大学毕业并留校以来，从事中医妇科教学、临床、科研，历年四十有三。感恩一路走来，承蒙前辈抬爱，无私传授；得同道的支持与鼓励，方使我得以顺利进入中医之门。

吾虽愚钝，但深知为医者，人命关天，治病救人，乃为己任。始终明白，为医思贵专一，不容浅尝者问津；学贵沉潜，不容浮躁者涉猎。每以先贤古训，学当"博极医源，精勤不倦"，并能以"勤求古训，博采众方"为诫。

祖国医学，博大精深，经久不衰，在女科尤显优势。然饮食起居，古今异变，故今之女科疾病，有不少古未之见，故当与时俱进，守正创新，弘扬中医，传承国粹。

拙作虽名《心悟》，实为杂记。不揣浅陋，将从医43年来，吾之所思，点滴感悟，临证心得，汇聚成册。并首次将女人特殊之乳房与子宫，合而论之。从理论到临床，作一归纳，还提出"子宫与乳房相表里"之见解。第二章汇总个人关于经典《黄帝内经》《金匮要略》女科条文，及《傅青主女科》部分章节的学习体会。其中不单阐释经典理论的学术观点，更能结合40余载的临床实践体会，提出个人见解。第三章择载了本人有关女科理论的探讨，有对中医女科理论的理解，尤其对女科中长期被误读的部分，追本溯源，以发其端，直陈管见。第四章至第六章，总结了本人关于女科常见病、多发病、疑难病的辨治经验，不仅资料翔实，并能对辨证要点、治疗用药特点、传统方药的辨别应用等详细论述，毫无保留，无私相授。

在编写过程中，对所引用经典及各家之说的原文，力求发其肇端，还本来面目，以申其义，故有些观点，并非人云亦云，与现今教科书提法不同。虽然一字一句，均出自吾之拙笔，但书到用时方恨少，无奈笔拙辞穷，虽然数易稿件，仍书难尽意。尽管是用心笔耕，但仅仅是己之管窥而已，难免有不妥甚至谬误之处，祈盼同道不吝指正，吾不胜感谢！

王惠珍

2019 年 9 月

❀ 目　录 ———————————————————

第二章 经典医籍有关女科论述选注

第四章 女科疾病施治心得

第五章 现代妇科疑难病中医辨治

第六章 女科常用方剂区别

第一章

子宫乳房表里论

子宫与乳房，是女性重要的性征器官，然观今日之中医，子宫与乳房不仅分科而论，子宫为妇科所论，而乳房则归外科。妇科虽提到妇女生理是经、带、孕、产、乳，但仅简单地提及乳汁的生理功能，无乳房的解剖及其相关生理与病理；外科虽列一章节讨论乳房疾病，但很少提及乳房的生理，如此，乳房被弃于妇科大门之外，使得妇科学失于完整。

在中医妇科学术构架中，还有一个现象值得深思，即殊少考量子宫、乳房二者之间的关系，我在数十年的临床实践中体会到，只有将子宫与乳房相提并论，才能全面了解掌握妇科的生理、病理、诊断与治疗。本章将探讨子宫与乳房之间的关系，并提出"子宫乳房表里论"，旨在进一步补充、完善中医妇科学理论，达到更有效地指导临床实践的目的。

❀ 第一节　子宫

一、子宫的名称

子宫，为女性最重要的生殖器官。亦称女子胞、子处、胞、胞宫、血室、子脏、子肠等。以下将各名称出处一一录之。

"子宫"之名首见于《神农本草经·紫石英》条，谓紫石英主治"女子风寒在子宫，绝孕十年无子"。其后，历代医家多有沿用。虽如此，但至今为止，对子宫一词仍有争议，或认为子宫不能涵盖中医的观点，或认为用子宫之名有与西医同名之嫌，让后学莫衷一是。

"女子胞"之名最早由《素问·五脏别论》提出："脑、髓、骨、脉、胆、女子胞，此六者，地气之所生也，皆藏于阴而象于地，故藏而不泻，名曰奇恒之府。"

"子处"见于《灵枢·五色》："面王以下者，膀胱子处也……女子在于面王，为膀胱子处之病。"

"胞"见于《灵枢·水胀》："石瘕何如？岐伯曰：石瘕生于胞中，寒气客于子门。"

"胞宫"之名始见于宋《妇人大全良方·妊娠伤寒方论·黄龙汤》："妊妇寒热头疼……及产后伤风，热入胞宫，寒热如疟，并经水适来适断，病后劳复，余热不解。"

"子肠"之称，张景岳在《类经附翼·求正录》描述称："夫所谓子户者，即子宫也，即玉房之中也。俗名子肠，居直肠之前，膀胱之后。"

至于"血室"，则见于张仲景《伤寒论》："妇人中风，发热恶寒，经水适来，得之七八日，热除而脉迟身凉，胸胁下满，如结胸状，谵语者，此为热入血室也，当刺期门，随其实而取之。""妇人中风，七八日续得寒热，发作有时，经水适断者，此为热入血室，其血必结，故使如疟状，发作有时，小柴胡汤主之。"又有"妇人伤寒，发热，经水适来，昼日明了，暮则谵语，如见鬼状者，此为热入血室，无犯胃气及上二焦，必自愈。"后世医家对血室还有"肝脏、冲脉"等说。但仲景论及热入血室条文，共有4条，其中3条均与经水适来、适断有关，故所谓"血室"当指子宫更为妥。

综观历代有关论述，认为子宫与女子胞、子处、胞、子脏、血室等别称当指同一脏器，即女性特有生殖器官。至于胞脉、胞络，则为分布于子宫的脉与络，均为维系子宫，联络、沟通子宫与其他脏腑的脉络。

二、子宫的位置与形态

历代医家对子宫的解剖有所认识，但对输卵管和卵巢却未见明确记载。近年有学者认为，胞宫、胞脉应包含现代医学的子宫及其附件，这一观点在中医妇科界似得到共识。至于对子宫位置与形态记载较为详细的要数张景岳、朱丹溪。

张景岳《类经附翼·求正录》中描述了胞宫的位置："子宫也，即玉房之中也，俗名子肠，居直肠之前，膀胱之后……子宫之下有一门，其在女者，可以手探而得，俗人名为产门。"朱丹溪在《格致余论·受胎论》中最早描述了胞宫的形态："阴阳交媾，胎孕乃凝，所藏之处，名曰子宫。一系在下，上有两歧，一达于左，一达于右。"明代张景岳《景岳全书·妇人规·子嗣类》引丹溪之言时在"上有两歧"之后补充了"中分为二，形如合钵"的描述。

三、子宫与经络的关系

（一）胞脉

胞脉的功能是把脏腑汇聚于冲任二脉的阴血下注于子宫，以维持胞宫的生理功能，即行月经和主胞胎，故胞脉为隶属于胞宫之经脉。胞脉一词，首载于《素问·评热病论》："月事不来者，胞脉闭也。胞脉者，属心而络于胞中。"此条文不仅明示了子宫与心经的直接络属关系，还解释了月经不来是胞脉闭塞所致。

与子宫有直接经脉关系的经络有冲、任、督三脉。三脉皆起于胞中，故后世有"一源而三歧"之说。督脉行于人体背部，主人体一身之阳；任脉出于会阴，上循毛际，循人体腹部正中上行，主人体一身之阴。任督二脉协调，维持着人体、子宫的阴阳平衡。冲脉出于会阴，其外行者与足少阴肾经交会，经气冲夹胃经上行，故有"冲脉隶于阳明"之说，阳明为多气多血之经，调节着阴阳气血。

（二）胞络

胞络，为络属于胞宫的脉络。胞络首见于《素问·奇病论》，"胞络者，系于肾"。巢元方于《诸病源候论》中多次提及胞络，如云："冷气入于胞络，冷搏于血，血冷则涩，故月水不通。"若"胞络伤损，子脏虚，冷气下冲，则令阴挺出，谓之下脱"。由此可见，胞络具有维系子宫正常解剖位置和生理功能的作用，并使子宫通过胞络与足少阴肾经发生经络上的联系。

由于胞脉、胞络与心、肾的联系，故使得子宫与心、肾有直接脉络关联。

四、子宫的功能

子宫的功能，张景岳于《类经·藏象类·奇恒脏腑藏泻不同》云："女子之胞，子宫是也，亦以出纳精气而成胎孕者为奇。"《景岳全书·妇人规》又云"盖白带出于胞宫，精之余也"，道出子宫的生理功能。子宫的主要功能：主月经、泌带下、孕育胎儿等。

但若要真正揭开子宫的功能特性，还得解开"奇恒之腑"之谜。《素问·五脏别论》："黄帝问曰：余闻方士，或以脑髓为脏，或以肠胃为脏，或以为腑。敢问更相反，皆自谓是。不知其道，愿闻其说。岐伯对曰：脑、髓、骨、脉、胆、女子胞，此六者，地气之所生也，皆藏于阴而象于地，故藏而不泻，名曰奇恒之府。"

奇恒之腑，奇者，异也；恒者，常也。可见《内经》对女子胞的定义，是有别于正常的脏与腑的。名曰奇恒之腑，为"腑"者，本应为

"泻而不藏"，却又是"藏而不泻"，故后世就有子宫"亦脏亦腑"一说。既可"传化物而不藏"，如排月经、排恶露、泌带液、娩胎等，行使腑的功能；又可"藏精气而不泻"，如蓄经、孕胎等脏的功能。只是不同生理，藏泻周期不一。经血约以一个阴历月为一个藏泻周期，妊娠约以十个阴历月为一个藏泻周期。

《素问·五脏别论》就是在当时的历史条件下，针对当时的学术乱象，对相关脏与腑作一界定。提出"所谓五脏者，藏精气而不泻也，故满而不能实。六腑者，传化物而不藏，故实而不能满也"，明确了脏、腑的概念。而把一些有争议的，无法按脏腑分类法划分的，或虽知有某种特殊的生理功能，但一时又说不清的，则归奇恒之腑。而后世医家，尤其是现行的教材中，对奇恒之腑是这样论述的："奇恒之腑，是脑、髓、骨、脉、胆、女子胞的总称。它们都是贮藏精气的脏器，似脏非脏，似腑非腑，故称……奇恒之腑的形态似腑，多为中空的管腔或囊性器官，而功能似脏，主藏精气而不泻。其中除胆为六腑外，余者皆无表里配合，也没有和五行的配属关系，但与奇经八脉相有关。"如此一来，医家们对子宫的认识，基本被固化在与其他脏器无表里关系这一观念里，而束缚着对子宫的进一步探讨。

❀ 第二节　乳房

乳房的结构，清·顾世澄《疡医大全》卷之二十《乳痈门主论》引胡公弼论曰"妇人乳有十二穰"。穰，即区域。十二穰，相当于乳房分为 12 个区域。与现代解剖学分为 15 ~ 20 个乳腺腺叶相近。乳房的发育禀于肾之先天之精，养于脾胃后天水谷精微，心所主血脉的滋养，肺的宣化输精，得肝气疏泄条达，冲任及诸经络传输，在肾气 - 天癸 - 冲任 - 胞宫轴的协调下，与女性生理同步。

乳房的发育，经历了胚胎期、幼儿期、青春期、育龄期、更年期、老年期。由于女性有经、带、胎、产、哺乳等各个不同生理时期，故女性乳房的生长发育，在不同生理时期有着不同的变化。在系统解剖学里，乳房虽属于女性的生殖系统，但尴尬的是，每被置于不起眼的未论位置。而论及乳房疾病，却散见于外科著作，故乳房长期被置于妇科大门之外。

一、乳房与经络

乳房位于胸部，与手足十二经，冲、任二脉，阴维诸经都有直接或间接相连，故其周围经络纵横，腧穴密布，为诸经交会之所。

行于乳房外上经络：手太阴肺经，从肺系横行出胸壁外上方；手厥阴心包经，起于胸中，一条支脉循行于胸，自胸胁出；手少阴心经，直行者，从心系出来，退回上行经过肺，向下浅出腋下；足太阴脾经之大络，出渊腋下三寸，布胸胁；足少阳胆经，自缺盆下胸中。

行于乳内侧经络：足少阴肾经，其中一分支从肺中分出，络心，注于胸中；手少阳三焦之脉，入缺盆，布膻中。

行于乳下部，过乳头经络：足厥阴肝经，挟胃属肝络胆，上贯膈，布胁肋，过乳头。故有乳头属足厥阴肝经之说。

行于乳中（胸中）经络：足阳明胃经，自缺盆下乳内廉，贯乳中，属胃络脾，故有道乳房属足阳明胃经；任脉，循腹里，上关元，入胸中；冲脉，并足阳明挟脐上行，散行于胸中；阴维脉，与足太阴相合过胸中。

清·顾世澄《疡医大全·乳痈门主论》引冯鲁瞻曰："妇人之乳，男子之肾，皆性命之根也。人之气血，周行无间，寅时始于手太阴肺经，出于云门穴，穴有乳上，丑时归于足厥阴肝经，入期门穴，穴在于乳下，出于上入于下，肺领气，肝藏血，乳正居于其间也。"经络上下出入，气血运行，均行于乳间，故称"乳房为宗经之所"。

二、乳房的功能

乳房的主要功能是泌乳和作为女性第二性征的重要标志，以及参与性活动。

（一）泌乳

泌乳，包括了乳汁的化生与排乳。历代医家对乳汁的化生，各有所论。陈自明《妇人大全良方》："妇人乳汁乃气血所化……盖乳汁资于冲任。"《傅青主女科》："夫乳乃气血之所化……乳汁之化，必得肝木之气以相通，始能化成乳汁……盖乳汁之化，全在气而不在血。"《女科经纶》："妇人乳汁之所自出，属肺、肝二经气血之化也。"

综观各家之说可见，血是产生乳汁的物质基础，气是化生乳汁的动力。而脾胃为气血生化之源。冲为血海，任主诸阴，冲任二脉散于胸中达乳房，肝藏血，主疏泄，肝经穿乳房，过乳头，乳汁的分泌、调节，赖肝木之气条达。肺朝百脉，输精于皮毛，主一身之气，肺经布于乳房，出入于乳房。总之，乳汁为气血所化，源于脾胃，资于冲任，调节于肝，宣化于肺。

（二）为女性第二性征及参与性活动

乳房的发育早于月经的来潮，可谓青春期萌动的信号，是出现最早的女性第二性征。丰满、对称的双乳，是女性健康美丽的一个重要标志。在性成熟期，乳房与生殖器官，伴随月经发生周期性变化。在月经后至月经来潮前，子宫由虚渐满，阴阳气血充实，子宫蓄经化经的同时，乳房胀满增大，因此，有时会有轻微疼痛，随着月经的排出，这些症状会逐渐缓解、消失，形成了乳房在月经周期中增生与复旧的周期性变化。在性活动中，乳房是除生殖器以外最敏感的器官。

❀ 第三节　子宫与乳房相表里

表里学说是中医学中最有特色的理论之一，它是一个相对的概念，就体表肌肤与内脏而言，体表肌肤为表，内脏为里；就脏与腑而言，腑为表，脏为里。人体的肌肤与脏腑的表里之间，是通过经络的联系而相通的。

中医对脏腑的划分，基本止于《素问·五脏别论》中对脏、腑、奇恒之腑所下的定义。虽然精辟，但后世医家认为奇恒之腑与其他器官无表里关系的解释，禁锢了医家的思维。而对于乳房，则一直没有划分归属，这也是中医理论的不完善之处。笔者认为子宫与乳房相表里，现试从以下几个方面叙述之。

一、子宫与乳房同根相连

（一）子宫与乳房同根于肾

子宫为孕育胚胎和胎儿的宫殿，产生月经的器官，为女性生殖器官；乳房为女性第二性征器官。子宫与乳房的全部功能就是与生殖相关。而肾藏精，主生殖。子宫与乳房的主要生理是月经与乳汁，而肾在月经产生机制中起主导作用，为天癸之源，冲任之本，胞脉系于肾，经水出诸肾。精能化气生血，气血在上化生乳汁、在下为月经之本，经乳同源。肾所藏之精为子宫的主月经与孕育胎儿，为乳房的发育、哺乳提供物质基础。子宫与乳房同根于肾，在肾气作用下，完成子宫主月经、司胎孕，乳房化生乳汁的生理功能。

（二）子宫与乳房多经相连

子宫与乳房通过经络上的多经相连，构成了密切的关系。有直接相连的经脉，如冲脉、任脉、肝经、肾经等；还有间接相连的经脉，如胃经、脾经、胆经、心包经、三焦经、督脉、阴维脉等。

在经络上子宫与乳房直接相连的有冲、任二脉，肝经、肾经。如：冲脉，起于胞中，散行于胸中乳房之处。任脉，起于胞中，循腹里，上关元，入胸中，乳下部；足厥阴肝经，绕阴器，布胁肋，过乳头；胞脉者，系于肾，足少阴肾经入阴达乳房，近膻中。在各经循行上，使子宫与乳房直接相连。

子宫与乳房在经络上还有间接相连的经脉，如：足阳明胃之脉……其直者，从缺盆下乳内廉，经乳中，下挟脐，入气街与冲脉相连（冲脉出于气街）。足太阴之经……其直者，上循阴股，聚于阴器，上腹结于脐，循腹里，结于肋，散于胸中。

由经脉直接、间接把子宫与乳房相连，从而不仅沟通了内外，上下相通，表里相连，传导感应，也使得子宫与乳房得冲脉所主之血海濡养，任脉所主诸阴滋养，肝所藏之血及疏泄之气，脾胃所化生之气血，肾所藏之精，作用于子宫与乳房，使之能主月经，孕育胎儿，化生乳汁，哺乳，为婴幼儿提供精美食粮。

二、子宫与乳房盈衰同步

子宫与乳房同根于肾，多经相连。乳腺与子宫，都受女性性激素的调节与影响，不同生理时期从形态到结构同步发生变化。

（一）子宫与乳房同发育

胚胎期，约于孕 8 周，内生殖器、乳腺同时发育；新生女婴，于出生后 1 周左右，可见乳房略肿大，而有的阴道可见少量血性分泌物。这一现象乃是因女婴在子宫内受母体所产生雌激素的影响，出生后随着脐带的切断，女婴失去母亲血液的供应，体内激素水平骤降而出现的撤退性出血。

至青春前期，外在的乳房开始发育，而藏之于内的子宫也逐渐由幼稚型向成熟型发育。进入青春期，乳房逐渐发育丰满而成为女性第二性征之一。子宫不仅从形态上发育为成人型，而且子宫内膜开始接受卵巢激素的影响产生应答，出现周期性脱落，便有了反映生殖功能发育成熟的标志——月经的来潮。

妊娠后，子宫受胎而逐渐增大，女性乳房在妊娠期和哺乳期得以再次发育，乳房、乳头继续增大，乳晕颜色加深，乳腺导管逐渐扩张，导管内开始有乳汁分泌。《医宗金鉴·妇科心法要诀》曰："五月之后，以孕妇乳房辨之，若乳房升大有乳者是孕。"可见古人已从临床实践中发现了乳房与子宫的发育联系，可惜的是在理论上未进一步升华。

（二）子宫与乳房共衰老

绝经后的妇女，如《素问·上古天真论》："七七，任脉虚，太冲脉衰少，天癸竭，地道不通，故形坏而无子也。"随着冲任脉衰少，促进人体生长、发育、生殖的阴精竭尽，子宫、卵巢逐渐萎缩。月经量减少以至于闭止，此时以往丰腴的乳房不再丰满，乳腺组织正在逐渐萎缩。

子宫萎缩，乳房亦同期萎缩，故形坏而无生育能力了。

子宫与乳房，在解剖上一居于上，一居于下；一藏于里，一居于外；各居一处，貌似毫不相关，但由于子宫与乳房之间根于肾，与多条经脉相连，使得两脏器内外相连，互相沟通，互为表里，共同协调，维护女性经、孕、产、乳生理功能。

三、子宫与乳房生理同源

（一）经乳同源，气血为本

张景岳在《景岳全书·妇人规》中指出："妇人乳汁乃冲任气血所化，故下为月经，上为乳汁。"故后世有"经乳同源"之说。由子宫所产生的月经及乳房所分泌的乳汁，虽表现各异，但均源于气血。月经的主要成分是血，赖气以化之，行之；乳汁亦为气血所化。女子发育到一定年龄，随着肾气的充盛，天癸泌至，冲任通盛，集脏腑气血下注胞宫，胞宫盈溢，月事以时下。若两精相搏，合而成形，是气血聚而养胎。十月怀胎，子宫与乳房同长，一朝分娩。至产后，胞宫排出产后余血浊液以复旧，当脾胃健运，肝气条达，乳络畅通，肺气宣发，冲任二脉集脏腑气、血、津、液，上达乳房，化为乳汁，以供哺乳之需。如，李时珍于《本草纲目》详细云："盖乳乃阴血所化，生于脾胃，摄于冲任。未受孕则下为月水，既受孕则留而养胎。已产则赤变白，上为乳汁，此造化玄微，自然之妙也。"《傅青主女科》："夫乳乃气血之所化而成……岂知无气则乳无以化，无血则乳无以生。"再次说明月经与乳汁同源的密切相关。

（二）开合泄闭，遥相呼应

子宫与乳房之间还存在着默契的开合泄闭。如女子每月有月经的来潮，则无乳汁的分泌。子宫开泄时，乳房则闭合。分娩后子宫闭合复旧，而乳房则开泄，出现泌乳。哺乳时，乳络通，乳窦开，乳汁排泄，相对的哺乳期的子宫则处于闭合状态，故一般不来月经。由于没有月经，也就不容易怀孕。子宫与乳房之间的这种开合泄闭，保持着动态的平衡。

总之，月经和乳汁，同以气血为源。子宫与乳房通过开合泄闭，保持动态平衡；上下配合，遥相呼应；一开一合，一泄一闭，维持着女性生理健康。

四、子宫与乳房发病互连

由于子宫与乳房通过多经络相连，生理上同源，子宫与乳房之间，内外相合，上下遥相呼应，功能上开合泄闭保持动态平衡，故在病理上亦密切相关。

脏腑发病可以通过经络的传导影响相应体表组织器官，相应的体表组织器官有病也可影响相关的脏腑。故子宫有病可累及乳房，乳房有疾可影响子宫。或上下同病，或互相牵连，或上下颠倒，开合失序。

（一）上下同病，病相连

子宫与乳房上下同病者，可见如子宫发育不良患者，常伴有乳腺发育不良；子宫肌瘤患者，每伴见乳房有结块；乳房有结块、乳房肿者，尤其是已婚患者，常伴有子宫及其附件器质性病变。又如气滞血瘀的经行腹痛，常伴有月经前后乳房胀痛。又如患希恩综合征（sheehan syndrome）时，子宫与乳房则同病相连，在下的子宫不产生月经而成闭经，子宫及外阴萎缩，而在上的乳房也萎缩。

吊阴痛，是妇科中较为剧烈的痛经的一种。指经行腹痛同时，疼痛向乳房放射，伴痛连两乳，子宫的疼痛牵连至乳房，同时出现的病证；乳腺癌也可向卵巢转移。

（二）开合失序，经乳乱

月经与泌乳，开合泄闭，有时有序。但临床上有经与乳的开合泄闭紊乱时，则出现月经与泌乳的失常。如常见的乳溢 - 闭经综合征，则是在下之子宫闭而不泄，出现月经闭止，而在上的乳房出现异常，不该泌乳时出现了乳汁的产生；又如产后子宫复旧不良者，子宫关闭不利，在上的乳房则开得不畅，而常会出现乳汁缺乏。

总之，子宫与乳房病理上亦互相影响。

五、子宫与乳房诊病同参

子宫与乳房通过多条经络相连。从西医的角度来看，子宫与乳房都是女性性激素的靶器官。由于子宫与乳房在疾病上可互相影响，故临床上在诊断中可互相参考。中医认为，经脉所过，疾病所生，故应循经而诊，应考虑到子宫与乳房之间的表里关系，子宫的病变，要排除乳房的疾患。同样，诊察乳房的疾病，应辨别有无子宫的病变。在了解月经史、婚产史、哺乳史的同时，也要了解月经前后乳房情况，包括有无疼痛、有无结节、有无乳溢等。子宫与乳房之间开合泄闭功能失调，于临床上则常见有乳溢－闭经综合征、多囊卵巢综合征等，由于子宫藏泄失常，下无月经，而上则出现乳溢。而产后子宫复旧不良者，常常会使乳汁分泌不足。子宫肌瘤患者，每合并有乳腺增生、结节，并常常伴随月经周期发作或减轻等。故于临床上当互参。

六、子宫与乳房疗病同治

子宫与乳房，可上病及下，或下病及上，或表里同病。故可异病同治，上病用下药，下病用上药。如：乳溢－闭经综合征，在辨证的同时，用药上，对闭经患者每酌选通乳之品以通经，如皂角刺、穿山甲、王不留行等通乳之品以治疗闭经。治在上之乳腺疾病，由于乳腺疾病也有受月经周期变化影响，故应在治疗乳腺疾病的同时，也要注意调经，可用下药，如川牛膝以引血下行。又如刺激乳头可促进子宫收缩，对于宫缩乏力的产程延长，可刺激乳头促进产程。对于产后子宫收缩乏力，可通过哺乳刺激乳头以助子宫收缩。伴随月经周期出现乳房胀痛之月经前后诸症、乳癖等，于调经的同时，应酌加通经活络、通乳之品。

综上所述，子宫与乳房一上一下，一里一外，藉冲、任、胃、肝、肾等多经脉相连。由于子宫与乳房，生理上同根、同源，盈衰同步，上下相连，表里相应，开合泄闭，相互协调，病理上互相影响，诊断上可互参，治疗上可同治。子宫与乳房之间有着丰富的经络相连，从生理、病理到诊治均密切相关，其关系符合中医表里关系。掌握子宫与乳房之间密切关系，有利于进一步完善中医妇科学的理论，更加完整地认识女人的生理、病理，更有利于指导临床诊断与治疗。

第二章

经典医籍有关女科论述选注

🏵 第一节 《内经》与女科

《内经》对妇科的论述详尽、系统。其精辟的理论，奠定了中医妇科学理论体系，至今仍有效地指导着临床。

一、女性生殖脏器的解剖与生理

（一）女性生殖系统的解剖

1. 女子胞

[原文]《素问·五脏别论》："脑、髓、骨、脉、胆、女子胞，此六者皆地气所生也，皆藏于阴而象于地，故藏而不泻，名曰奇恒之府。"

[评注]此条文为标杆性论述，不仅提出了女性的生殖器官——女子胞，还列为奇恒之腑。女子胞即指子宫。在《素问·五脏别论》中，对当时混淆不清的脏腑概念进行了澄清。提出了"所谓五脏者，藏精气而不泻也……六腑者，传化物而不藏"的精辟论点。同时提出"奇恒之腑"的理论。为什么把"脑、髓、骨、脉、胆、女子胞"归为奇恒之腑？奇者，异也。"脑、髓、骨、脉、胆、女子胞"不同于脏与腑，有着其独特、异乎寻常的功能。何谓地气？根据《素问·太阴阳明论》："阳者，天气也，主外。阴者，地气也，主内。"《素问·金匮真言论》："夫言人之阴阳，则外为阳，内为阴。言人身之阴阳，则背为阳，腹为阴。言人身之脏腑中阴阳，则脏者为阴，腑者为阳。"可见，地气乃指属阴之脏所藏精之气。"藏于阴而象于地"，皆藏于体内，而象征着大地一样化生万物。同时又只是把精气传输于脏腑之间而不排出体外，故藏而不泻。这点不同于传化物而不藏之腑，所以称为奇恒之腑。从理论上，"奇恒之腑"更倾向于脏，但又不是脏，故另立而论。

2. 胞中、子门

[原文]《灵枢·水胀》："石瘕生于胞中，寒气客于子门，子门闭

塞，气不得通。"

[评注] 胞中，胞即同于女子胞，胞中则为女子胞内。子门，即为子宫颈口。

3. 胞脉、胞络

[原文]《素问·评热病论》："月事不来者，胞脉闭也。胞脉者，属心而络于胞中。"《素问·奇病论》："胞络者，系于肾。"

[评注] 围绕子宫的脉、络，为胞脉、胞络。胞脉与胞络是子宫与脏腑的联络通道，这两条论述，表明了子宫与心、肾有直接经脉的络属，故子宫的功能直接受心、肾的调控。

胞脉与胞络，还包括了附件及围绕子宫维持子宫位置的韧带和血管。如《诸病源候论》："胞络伤损，子脏虚冷，气下冲，则令阴挺出，谓之下脱。亦有因产而用力偃气，而阴下脱者。"

4. 前阴、阴器

[原文]《素问·厥论》："前阴者，宗筋之所聚，太阴阳明之所合也。"《灵枢·经脉》："肝足厥阴之脉……过阴器，抵小腹。"

[评注] 以上所论之前阴、阴器，当为广义，包括男、女之外阴。前阴、阴器是多条经脉所过，宗筋聚集之处。不仅有肝、胆、肾经所过，也是脾、胃经脉会合之处。

5. 廷孔

[原文]《素问·骨空论》："督脉者，起于少腹以下骨中央，女子入系廷孔，其孔，溺孔之端也。其络循阴器合篡间。"

[评注] 廷孔，即阴户，今称阴道口。督脉循行过程中，起于少腹以下耻骨联合下方之骨中央，女子入则属于廷孔，廷孔的开口在溺孔的开口下端。督脉之络，循外阴，合于篡间即会阴部。

6. 毛际

[原文]《灵枢·经脉》："胆足少阳之脉……绕毛际。"

[评注] 毛际，解剖名称，又称阴阜。毛际为位于前阴耻骨联合上方隆起的脂肪垫，是由皮肤及丰富的皮下脂肪组成。青春前期开始，生长阴毛，随着肾气的充盛，成熟女性的阴毛呈尖端向下的倒三角形，疏密适中，也是女性性征之一。阴毛的分布，一定程度上，反映了女性肾

气的盛衰，也是某些疾病的外在特征之一。

女子胞、子门、前阴、阴器、廷孔、毛际，以上所论为女性生殖器官组成。女子胞与心、肾在经络有直接络属；肝、胆、脾、胃四经过毛际，绕阴器。

（二）女性生理

1. 月经及女性生殖生理的盛与衰

[原文]《素问·上古天真论》："女子七岁，肾气盛，齿更发长。二七而天癸至，任脉通，太冲脉盛，月事以时下，故有子。三七，肾气平均，故真牙生而长极。四七，筋骨坚，发长极，身体盛壮。五七，阳明脉衰，面始焦，发始堕。六七，三阳脉衰于上，面皆焦，发始白。七七，任脉虚，太冲脉衰少，天癸竭，地道不通，故形坏而无子也。"

[评注] 该条文所叙述，多数医家解释为"论述女子一生的生长发育"，其实不然，该条文所论，是精辟阐述女性一生生殖功能盛与衰的规律与征象。

首先，该条文是讨论生殖问题的。承接"帝曰：人年老而无子者，材力尽邪？将天数然也？"之后，岐伯便从女性、男性分别论述有关有子、无子之道。还讨论了一些异于寻常的情况，如"帝曰：有其年已老而有子者何也？岐伯曰：此其天寿过度，气脉常通，而肾气有余也。此虽有子，男不过尽八八，女不过尽七七，而天地之精气皆竭矣。"

而《内经》中讨论人的生长发育衰老，另有专篇。如《灵枢·天年》："人生十岁，五脏始定，血气已通，其气在下，故好走……百岁，五脏皆虚，神气皆去，形骸独居而终矣。"论述了人从十岁到百年各个阶段的生长发育，生理、体态和性情上的变化。

从女子而言，先是论述了月经的产生机制。月经的来潮，不仅是女性身体健康的表现，更是生殖功能发育成熟的标志，"月事以时下，故有子"。继之论述了女性生殖功能发育的盛、衰规律及其外在的表现。

"肾气盛，天癸至，任脉通，太冲脉盛"，为女性生殖功能康盛之机理，其突出表现，则是月经正常来潮便有了生育能力。随着年龄的递增，从真牙（智齿）、毛发、筋骨、身体机能等方面，间接地反映了女子生殖功能盛壮的性征。

"任脉虚，太冲脉衰少，天癸竭"，为女性机能衰退机理。面焦、发堕、发白等为女性性功能衰退的性征。

肾气、天癸、冲任、胞宫（文中虽略去，以月事以时下代之），为女性性功能的主要环节。这一精辟的论述，几千年来一直有效地指导于临床。肾气主导女性生殖生理，天癸主宰月经的潮止，冲任为天癸运行的通道，胞宫为化生月经的器官。

天癸，男女皆有，是促进男女生殖功能发育、成熟的阴精。天癸源于先天之精，受后天水谷精微的滋养，随肾气的盛衰而至、竭。天癸藏之于脑（详待后专篇讨论），女子发育到一定年龄，肾气充盛，肾主骨生髓，脑为髓之海，通过冲、任、督三脉下达于胞宫，主宰人体生殖功能。

冲、任二脉为何在妇科占有重要地位？由于冲、任、督三脉同出于胞中（内生殖器），过宗筋（外生殖器），内贯脊属肾，入于脑，络心，外则循行于躯体之间，与乳房、喉结、唇、口等第二性征区相连属。故冲、任二脉是天癸在体内运行的通道，是胞宫联络脏腑的桥梁。天癸对人体生长、发育及生殖功能影响主要是通过冲、任、督三脉来发挥作用的。胞宫通过冲、任、督三脉与其他经脉相交会，联系五脏六腑，四肢百骸，从而作用于全身。

总之，《素问·上古天真论》中此条文，阐述了女性一生性功能的盛衰。其中详细论述了月经的产生机制，提出天癸，突出冲、任二脉在妇科的重要性。肾气－天癸－冲任－胞宫轴是女性性生理的主轴。

2. 女性性征

[原文]《灵枢·五音五味》："冲脉、任脉皆起于胞中，上循背里，为经脉之海……今妇人之生，有余于气，不足于血，以其数脱血也。冲任之脉，不荣口唇，故须不生焉。"

[原文]《素问·骨空论》："任脉者，起于中极之下，以上毛际，循腹里上关元，至咽喉，上颐循面入目。冲脉者，起于气街，并少阴之经，侠脐上行，至胸中而散。"

[原文]《灵枢·经脉》："胃足阳明之脉……其直者，从缺盆下乳内廉，下挟脐，入气街中……是主血所生病者……循膺、乳、气街、股、

伏兔、骭外廉、足跗上皆痛。""肾足少阴之脉……其支者，从肺出络心，注胸中。""心主手厥阴心包络之脉，起于胸中，出属心包络，下膈，历络三焦；其支者，循胸出胁。""三焦手少阳之脉，起于小指次指之端……入缺盆，布膻中，散落心包，下膈，循属三焦；其支者，从膻中上出缺盆。""胆足少阳之脉……其支者……下颈，合缺盆，以下胸中，贯膈，络肝属胆，循胁里，出气冲，绕毛际，横入髀厌中；其直者，从缺盆下腋，循胸过季胁。""肝足厥阴之脉……循股阴，入毛中，环阴器，抵小腹，挟胃，属肝络胆，上贯膈，布胁肋。"

[原文]《素问·刺禁》："刺乳上，中乳房，为肿，根蚀。"

[原文]《素问·上古天真论》："女子七岁，肾气盛，齿更发长……七七，任脉虚，太冲脉衰少，天癸竭，地道不通，故形坏而无子也。"

[评注] 以上经文，皆从经脉与女性的生理特点，来描述女性性征。作为女性性征，则是有别于男性的特征。在《内经》中，主要通过面容、毛发、须、牙、筋骨来描述，监测女性生殖功能的盛衰。女子口唇不生须这一性征，是由于女性的生理，经、孕、产乳均耗伤血；又由于与女性生理息息相关的冲、任二脉，在循行过程中与多气多血之阳明及肝、脾、肾三经相络属，并绕口唇。女子每处于血常不足、气常有余的状态，血不荣口唇，故不生须。至于毛发、筋骨、真牙均与肾、肝相关，肾者主骨生髓，其华在发，发又为血之余；肝主筋，女子以肝为先天，故可从上述几方面，反映出女性性征之外在表现。

除口唇不生须外，还有一重要女性性征，那就是作为女性重要性征器官的乳房。乳房在《内经》中少有提及，多采用比较含蓄委婉字眼，在经络的循行中虽多处论及，但多以胸或胸中代之。与胸相关的经脉如"足阳明胃""手厥阴心包络""足少阳胆""足厥阴肝"等。

由于阳明为多气多血之经，加之其经络散于胸中，与乳房直接相关，故后世有乳房属阳明之说。至于其他有关乳房的论述，请详见乳房章节，此不赘述。

3. 孕育的机理

[原文]《灵枢·本神》："生之来谓之精，两精相搏谓之神。"

[原文]《灵枢·决气》："两神相搏，合而成形，常先身生是谓精。"

［原文］《素问·金匮真言论》："夫精者，身之本也。"

［评注］以上三条文解释了生命的来源，道出人体的形成始于父母生殖之精，基于阴阳两气相交而成。两精，父母之精也，为生身之本也。后世医家朱丹溪于《格致余论》引《易》云："乾道成男，坤道成女，夫乾坤，阴阳之情性也……父精母血，因感而会，精之施也。血能摄精成其子，此万物资始于乾元也，血成其胞，此万物资生于坤元也。阴阳交媾，胎孕乃凝，所藏之处，名曰子宫。"两精妙在于能相搏、相合，方能成形结为胎。

文中"搏"当为"搏"。段玉裁《说文解字注》，搏，"因而凡物之圜者曰搏"。"圜，環也。"两字形相似，仅一笔之差，音不同，意也不同。后世医家多以"搏"论之，其实不妥。当以"搏"解，更符合原意。只有父精母精，两精能相搏而合，则能成形而为胚。因此，两精之所以能相搏，其中之理，谓之神。

所谓"神"字，并非俗称神明精灵之类。当属于难以捉摸，高深莫测，不可思议的，一种能够令父母两精结合的功能物质。故言"生之来谓之精，两精相搏谓之神"。受孕的机理，虽然在科技发达的今天已基本掌握，但其神秘面纱，其中"神"字仍尚未完全被揭晓。这从人工助孕的成功率可说明一二。

［原文］《灵枢·经脉》："人始生，先成精，精成而脑髓生，骨为干，脉为营，筋为刚，肉为墙，皮肤坚而毛发长。"

［评注］这是中医理论中对生命物质属性和胚胎发育的最早认识，尽管简单，但基本符合。人的最初生成，先形成于父母之精，由父母两精相搏而成，其发育而生成脑髓，以骨骼为支干，以血脉所藏血气而营养全身，以筋连串骨骼使之坚强，以肉为墙壁保护内脏，当皮肤坚韧时，毛发就附着生长。由母亲所吸收五谷精微的滋养，随着月份的增加，逐渐发育成熟，日满即产。

［原文］《灵枢·天年》："黄帝问于岐伯曰：愿闻人之始生，何气筑为基，何立而为楯，何失而死，何得而生？岐伯曰：以母为基，以父为楯；失神者死，得神者生也。黄帝曰：何者为神？岐伯曰：血气已和，营卫已通，五藏已成，神气舍心，魂魄毕具，乃成为人。"

[评注] 本条文讨论的是关于人体胚胎生成的理论问题。由父母之精，母阴父阳，阴阳相合，共同构筑了生命。然而，若失去了维持生命活动的神就会死，如果得到维持生命活动的神则会生。当血气和调，营卫通畅，五脏形成，而诸神又能统领于心，神魂魄意志就具备了，人就形成了，便可以成为一个有生命的人了。

4. 妊子的征象

[原文]《素问·阴阳别论》："阴搏阳别，谓之有子。"

[评注] 从脉象的变化，诊断怀孕。所谓阴搏，其阴指阴脉，此阴脉为尺脉，相对的阳脉为寸脉。尺脉搏动甚于寸脉，滑利之脉，如盘滚珠，多为喜脉，故谓之有子。

[原文]《素问·平人气象论》："妇人手少阴脉动甚者，妊子也。"

[评注] 此条文手少阴，不是指手少阴心经，而是指足少阴肾经。手上寸口脉的尺部脉，为足少阴肾所主。肾主生殖，尺部肾脉滑利动甚，则为有孕之征。

[原文]《素问·腹中论》："何以知怀子之且生也？岐伯曰：身有病而无邪脉也。"

[评注] 妇女出现月经不来或恶心呕吐等类似有病的症状，但脉象正常，则知为怀孕而不是病也。

二、妇产科疾病的病因病机与治法

（一）月经病：月事不来、女子不月、血枯、血崩
1. 月事不来、女子不月

[原文]《素问·评热病论》："有病肾风者，面胕痝然壅……小便黄、目下肿、腹中鸣、身重难以行，月事不来，烦而不能食，不能正偃，正偃则咳甚，病名曰风水，论在《刺法》中……月事不来者，胞脉闭也。胞脉者，属心而络于胞中。今气上迫肺，心气不得下通，故月事不来也。"

[评注]《素问·评热病论》篇讨论了因热病而导致的病情较重的阴阳交、风厥、劳风、肾风等四种病证。于评肾风病证时，提到了女子会出现月经不来的病症。肾风乃由于风热伤肾，肾不主水，水邪泛滥而

出现以面部浮肿、腰痛、色黑为主症的一种病证。妇女月经不来，是因为胞脉闭塞。心主血脉，胞脉属于心，而下络于胞中。现在水气上逆，逼迫心肺，肺朝百脉，肺主一身之气，肺气失宣，心气不能下通于胞宫，气血失调，胞脉阻滞，所以月经就不来了。此条文不仅解释了由肾病导致月经不来的产生机制，还提出了心与胞宫的直接络属关系，以及月经不来与心、肺的关系。

[原文]《素问·阴阳别论》："二阳之病发心脾，有不得隐曲，女子不月。其传为风消，其传为息贲者，死不治。"

[评注]这是历代医家争论较多的条文之一。争论的焦点在"二阳"是什么？"隐曲"指什么？

"二阳"：王冰认为，"二阳，谓阳明大肠与胃之脉也。"高士宗认为，"二阳，阳明胃土也。"《灵枢·本输》："大肠小肠，皆属于胃，是足阳明也。"《素问·厥论》："前阴者，宗筋之所聚，太阴阳明之所合也。"张介宾在《类经图翼》中表达得最精辟："前阴者，宗筋之所聚，太阴阳明之所合也……足阳明之筋，聚于阴器。"

由此可见，"二阳"指的是足阳明胃，包括大肠、小肠、前阴。

"隐曲"一词，是争论最多的。

在《素问》中有五处言及"隐曲"，但意义不尽相同。《素问·阴阳别论》除以上条文所论外，还说道："三阴三阳俱搏，心腹满，发尽，不得隐曲，五日死。"王冰注："隐曲，谓便泻也。"《素问·风论》："肾风之状，多汗恶风，面𤹀然浮肿，脊痛不能正立，其色炲，隐曲不利，诊在肌上，其色黑。"王冰注："隐曲者，谓隐蔽委曲之处也。肾藏精，外应交接，今脏被风迫，精气内微，故隐蔽委曲之事，不通利所为也。"《素问·至真要大论》："太阴在泉，客胜则足痿下重，便溲不时，湿客下焦，发而濡泻，及为肿，隐曲之疾。"王冰注："隐曲之疾，谓隐蔽委曲之处病也，当为前阴疾病。"《素问·至真要大论》："太阳之胜……寒厥入胃，则内生心痛，阴中乃疡，隐曲不利，互引阴股。"此句中之"隐曲"，王冰未做注释，但当指性生活不便。

于文献中，多指隐私：如阴部（前后二阴）、房事，还有难言之隐的意思。如章炳麟在《五无论》中说："人若不恶淫者，纳采问名，既公布婚姻之礼，何以夫妇隐曲当在屏蔽之中，不如犬豕之遵大路？"此隐曲者，即房事。

把"不得隐曲"作情志不畅解的有明·武之望等，后世医家亦有不少持相同意见者。《济阴纲目·闭经门》："当从隐曲推解，人有隐情曲意难以舒其衷者则气郁而不畅，不畅则心气不开，脾气不化，不能变化气血以入二阳（阳明胃）之血海矣。"其实，把"不得隐曲"当情志不舒解，不符合经义。

经文中之"隐曲"，到底指前阴，还是后阴之疾患，则必须根据上下经文之义来判断。根据"不得隐曲"之后是"女子不月"，经文应是前面省略"男性"，故"不得隐曲"当指前阴之性功能障碍。

风消：《张氏医通》言"风消者，发热消瘦"。息贲：五积之一，古病名。属肺之积。症见胁下有包块，呈急迫感，有见胸背痛、吐血，伴有寒热、咳嗽、呕逆、呼吸迫促等症状。

综上所述，阳明胃经病，累及心脾，心不主血脉，气血生化之源，宗筋失养，血海干涸。在男子则痿弱不用；在女子则月经闭止。脾不主肌肉，则肌体消瘦，而出现风消。病情若进一步发展，母病及子，由脾胃病下传于肺，肺失肃降，而见咳嗽喘逆，成息贲之难治的危重病症。

[原文]《灵枢·邪气脏腑病形》："肾脉……微涩为不月，沉痔。"

[评注]《灵枢·邪气脏腑病形》详细讨论了邪气中人的不同部位及中阴中阳的区别，说明了许多为邪气所中的原因，并阐述了察色、诊脉和察尺肤等在诊断上的重要性。接着列举了五脏脉的缓、急、大、小、滑、涩等六变所表现出的病形和刺法；六腑的病形及取穴与刺法。

本条文是根据脉象诊断闭经。肾脉，指的是手寸口脉之尺部脉，候肾之脉。尺脉出现微、涩，微者，精血亏虚；涩者，脉道不充，血流不畅。故冲任失养，血海空虚，月经不下；肾主二阴，精血亏虚，血脉不行，久行则气血纵横，流注肛门而生痔疾并经久不愈。

2. 血枯

[原文]《素问·腹中论》："有病胸胁支满者，妨于食，病至则先闻腥臊臭，出清液，先唾血，四肢清，目眩，时时前后血，病名为何，何以得之？岐伯曰：病名血枯，此得之年少时，有所大脱血。若醉入房，

气竭肝伤，故月事衰少不来也。帝曰：治之奈何？复以何术？岐伯曰：以四乌鲗骨一藘茹二物并合之，丸以雀卵，大如小豆，以五丸为后饭，饮以鲍鱼汁，利肠中及伤肝也。"

[评注] 这是理法方药俱全的论述血枯证治的条文：①病名：血枯。②症状：有病胸胁支满者，妨于食，病至则先闻腥臊臭，出清液，先唾血，四肢清，目眩，时时前后血，月事衰少不来。③病因：此得之年少时，有所大脱血；沉迷于房事。④病机：气竭肝伤。⑤方药：四乌鲗骨一藘茹二物并合之。

本条文出自《素问·腹中论》，以讨论腹中疾病为主。"有病胸胁支满者，病至则先闻腥臊臭，出清液，先唾血，四肢清，目眩，时时前后血"，当是肺部疾患，类似肺痨、肺痈。

此论所及类似肺结核引起的子宫内膜结核而导致的闭经。

3. 血崩

[原文]《素问·阴阳别论》："阴虚阳搏谓之崩。"

[评注] 从脉之阴阳变化，解释不同疾病。此为阴脉虚，阳脉盛，阳盛则热，热迫血妄行，冲任不固，经血失约，故忽然暴下，则为崩。

[原文]《素问·六元正纪大论》："少阳司天之政，气化运行先天……初之气，地气迁，风胜乃摇，寒乃去，候乃大温，草木早荣。寒来不杀，温病乃起，其病气怫于上，血溢目赤，咳逆头痛，血崩、胁满、肌腠中疮。"

[评注] 这是讨论五运六气的一篇大论。天人相应是中医的一大主题，人在宇宙间，与大自然息息相关。少阳司天之政的特点：初之气以少阳相火、厥阴风木为主，故以热为主。热性炎上，热扰冲任，迫血妄行，故见血海蓄溢失常，经血失约，而致血崩。

（二）白带异常：带下、白淫

[原文]《素问·痿论》："思想无穷，所愿不得，意淫于外，入房太甚，宗筋弛纵，发为筋痿，及为白淫。"

[评注] 道出"筋痿"及"白淫"的产生机制。两者虽临床表现不同，但病因相同。都是因为情欲不遂，梦交、淫念太过，房劳过度，而伤肝肾。精血亏虚，筋脉失养，导致宗筋弛缓无力而引起"筋痿"及肾

失封藏，精液滑脱之"白淫"。

"白淫"，马元台注："在男子为滑精，在女子为白带。"是指男子尿出白物如精及女子从阴道中流出白色或黄色黏液。白淫须与白浊、带下过多相鉴别。白浊是指小便浑浊不清，出自溺窍。而白淫则出自阴中，小便无任何改变。带下过多为女子肾虚或脾虚湿盛而致带脉失约、任脉不固引起的阴道分泌物增多的病证。

（三）妊娠病：子喑

[原文]《素问·奇病论》："人有重身，九月而喑，此为何也？岐伯对曰：胞之络脉绝也。帝曰：何以言之？岐伯曰：胞络者，系于肾，少阴之脉，贯肾系舌本，故不能言。"

[评注] 子喑又名妊娠失音。以妊娠晚期出现声音嘶哑，音浊不扬，甚至不能出声为主要表现的妊娠疾病。

黄帝问道：有的妇女怀孕九个月而不能说话的，这是什么缘故呢？岐伯回答说：这是因为胞中的络脉被胎儿压迫，阻绝不通所致。

胞宫的络脉系于肾脏，而足少阴肾经贯肾上系于舌本，今孕九个月，胞宫中胎体明显增大而使子宫增大，增大的胞宫使络脉受阻，肾脉亦不能上通于舌，舌本失养，故不能言语。

（四）胎病：癫疾

[原文]《素问·奇病论》："人生而有病癫疾者，病名曰何？安所得之？岐伯曰：病名为胎病，此得之在母腹中时，其母有所大惊、气上而不下，精气并居，故令子发为癫疾也。"

[评注] 孕妇受大惊的时候，精气逆乱，气上而不下，令子发为癫疾。所以妇女在怀孕的时候，应该保持精神情绪各方面的平静，规避一些不良的刺激。

（五）产后病

1. 产后发热

[原文]《素问·通评虚实论》："乳子而病热，脉悬小者何如？岐伯曰：手足温则生，寒则死。帝曰：乳子中风热，喘鸣肩息者，脉何如？岐伯曰：喘鸣肩息者，脉实大也。缓则生，急则死。"

[评注] 乳子：分娩、产子。这是论述产后发热，根据症状、脉象

以辨病之虚实及预后。

2．产后大出血

[原文]《灵枢·五禁》："何谓五夺？岐伯曰：形肉已夺，是一夺也；大夺血之后，是二夺也；大汗出之后，是三夺也；大泄之后，是四夺也；新产及大血之后，是五夺也。此皆不可泻。"

[评注]新产加之大出血之后，亡血伤津，稍纵即逝。若不知其虚，误用泻法，则会加重戕伐，而殒其命。故医者当明之。

（六）妇人杂病：不孕、无子、瘕聚、石瘕、肠覃、败疵、虚瘕、妇人腹痛

1．不孕、无子

[原文]《素问·骨空论》："督脉为病，脊强反折……其女子不孕。"

[评注]督脉起于少腹以下胞中，与任冲二脉一源而三歧。循人体背部上行，贯脊属肾。主一身之阳，故督脉病证的特点是脊强直不能俯仰，在女子则会引起不孕。

[原文]《灵枢·邪客》："天有阴阳，人有夫妻……地有四时不生草，人有无子。此人与天地相应者也。"

[评注]用取类比象的手法，论述了人体与自然相应的情况。自然界有一年四季寸草不生之地，人也有结婚后不怀孕的。

[原文]《素问·五常致大论》："岁有胎孕不育，治之不全，何气使然？岐伯曰：六气五类，有相胜制也，同者盛之，异者衰之，此天地之道，生化之常也……五类衰盛，各随其气之所宜，故有胎孕不育，治之不全，此气之常也。"

[评注]胎孕不育，指胎孕而不能育。同一年分，有的动物能胎孕却不能生育，治化不全，这是什么气使它这样的？岐伯说：六气和五类动物之间，有相胜与制约的关系。若司天在泉的六气与五类动物的运气相同，则生育力就强盛，如果不同，生育力就衰退。这是自然规律，万物生化的常规……五类动物的繁盛和衰微，各自随着天地六气的不同而相应。因此有胎孕和不育的分别，生化的情况也不能完全一致，这就是运气的一种常度。

2. 瘕聚、石瘕、肠覃

[原文]《素问·骨空论》:"任脉为病,男子内结七疝,女子带下瘕聚。"

[评注]由于"任脉者,起于中极之下,以上毛际,循腹里上关元",故任脉为病,在男子则出现腹内结聚的七疝,女子则为带脉以下疾病及瘕瘕积聚。

[原文]《灵枢·水胀》:"肠覃何如?岐伯曰:寒气客于肠外,与卫气相搏,气不得营……久者离岁,按之则坚,推之则移,月事以时下,此其候也。""石瘕何如?岐伯曰:石瘕生于胞中,寒气客于子门,子门闭塞,气不得通,恶血当泻不泻,衃以留止,日以益大,状如怀子,月事不以时下。皆生于女子,可导而下。"

[评注]在同一篇里,提出"肠覃"与"石瘕"两个病。虽然,二者有相同之处,病因相同,都是因为寒气内侵;都是腹内有包块,增大的话,可以"状如怀子"。但两者不尽相同,两者的区别在于:肠覃病,寒气客于子肠外,不影响月经,故"月事以时下";石瘕病,"寒气客于子门",是生于女子胞中,所以会影响月经,"月事不以时下"。"皆生于女子",由于"肠覃""石瘕"生于女子胞及其周围,故称"皆生于女子"。治疗上,"可导而下",可以用疏导行血化瘀的方法,使邪气从下排出。

以上这是一篇较为完整,有病名、病因、病机、治疗原则的一篇论述。其中的石瘕,类似今天所言之子宫肌瘤、子宫腺肌病、子宫颈口闭锁或阴道闭锁;肠覃则与卵巢囊肿、盆腔肿物等相类似。

3. 妇人少腹肿、阴肿、败疵、虑瘕

[原文]《素问·脉解》:"厥阴所谓癫疝,妇人少腹肿者。厥阴者,辰也。"

[评注]《素问·脉解》篇,主要讲述了六经与月份的配合以及相应的月建,分析了四时阴阳盛衰与六经病变的关系,详细解释了六经病变的机理。厥阴之脉,肝经也。循阴股,入毛中,环阴器抵少腹,经脉所过,疾病所生。所以,一旦厥阴肝经有病,出现所谓阴囊肿大的癫疝,妇女则出现少腹肿的疾病。因为厥阴应于三月,月建在辰。此处妇

人少腹肿，类似"腹股沟斜疝"。

[原文]《灵枢·经脉》："足厥阴之脉……是动则病腰痛，不可以俯仰，丈夫癫疝，妇人少腹肿。"

[评注] 足厥阴肝经由外因引动则出现腰脊疼痛不能前后俯仰的症状。男性出现癫疝，妇女则出现前阴肿的症状。

上两条文，均论述了厥阴经脉在外因引动下出现的癫疝及妇女前阴肿病证。阴肿，《诸病源候论》："阴肿者，是虚损受风邪所为，胞经虚而有风邪客之。风气乘于阴，与血气相搏，令气血否涩，腠理壅闭，不得泄越，故令阴肿也。"

[原文]《灵枢·痈疽》："发于胁，名曰败疵。败疵者，女子之病也，灸之，其病大痈脓，治之，其中乃有生肉，大如赤小豆，剉蔆翘草根各一升，以水一斗六升煮之，竭为取三升，则强饮厚衣，坐于釜上，令汗出至足已。"

[评注] 此条论述有几处存在争议之处：其一，败疵"发于胁"还是发于外阴？其二，"灸之"是用灸法？还是久之？其三，蔆翘草根为何物？

参考《刘涓子鬼遗方》："发于胁者名曰改訾，改訾者女子之病也。久之其疾大痈脓，治之，其中乃有生肉大如赤小豆，锉蔆翘草、蔆根各一升，水六升，煮之竭为三升，即强饮厚衣坐釜上，令汗出至足已。"及《诸病源候论》卷三十二："发于胁，名为改訾，改訾者，女子之病也。又云痈发女子阴旁，名曰改訾疽。久不治。其中生息肉。如赤小豆麻泰也。"《诸病源候论》卷四十，称为改訾："为内痈发于胁，名为改訾。由邪气聚在下管，与经络血气相搏所生也。至其变败，状如痈疽。"综观历代医家之说，"败疵"为"改庇"，发于胁，亦称"胁痈"，有类似今之"乳痈"。若发于女子阴旁，则为改疵疽，有类似今之"阴疮"（前庭大腺脓肿）。

灸之，作久之。胁者肝之部也，肝经起于足大趾爪甲后丛毛处（大敦穴），沿足背内侧向上循行，循股阴，入毛中，过阴器，抵小腹，夹胃、属肝、络胆，上贯膈，布胁肋。肝脉受邪，经气不利，则胸胁胀满，少腹疼痛。妇人多郁怒，肝气郁结，郁而化火，则易成痈。

蔆即今菱角；翘草根，即连翘根，为治痈良药。

[原文]《素问·气厥论》:"黄帝问曰:五脏六腑,寒热相移者何……胞移热于膀胱,则癃溺血……小肠移热于大肠,为虑瘕,为沉。"

[评注] 胞,指男子的精室,女子的胞宫。在女子,由于胞宫居膀胱之后直肠之前,故胞宫病变易移传于膀胱,同理,膀胱、直肠的病变也容易影响胞宫;虑,同伏;瘕者,《说文解字》:"女病也。"可见,虑瘕病当为妇人盆腔包块性疾病。

[原文]《素问·至真要大论》:"阳明司天,燥淫所胜……丈夫癫疝,妇人少腹痛,目昧眦,疡疮痤痈,蛰虫来见,病本于肝……。"

[评注] 燥气偏盛则伤肝,肝经绕阴器,抵少腹,故男子病癫疝,妇女病少腹疼痛。肝开窍于目,肝病则眼目昏昧不明,眼角疼痛,脏腑不和,燥热不止,气血壅遏而不得行,则成疮疡痛痤。

又,本文中出现"蛰虫来见",有不少注家认为是衍文,有的避而不谈。笔者认为,这里的蛰虫,当指冬眠的动物。综观《素问·至真要大论》全文,于"少阴在泉,热淫所胜……蛰虫不藏",于"阳明司天,燥淫所胜……蛰虫来见",于"厥阴司天,风淫所胜……蛰虫不去"。可见,在不同的司天、在泉之气,由于天气的变化不同,自然界生物与人一样,受气候的影响,人出现相应的病证,蛰伏的生物也出现反常。

三、《内经》论女科病诊断论述

(一) 脉诊

[原文]《素问·阴阳别论》:"阴搏阳别,谓之有子。"《素问·平人气象论》:"妇人手少阴脉动甚者,妊子也。"《灵枢·邪气脏腑病形》:"肾脉……微涩为不月,沉痔。"

[评注]上3条文,从脉象的变化诊断怀孕及闭经的论述。阳脉:寸脉;阴脉:尺脉。手少阴脉:手上的少阴肾脉,即尺脉;肾脉:尺脉。尺脉候肾,尺脉滑利为有孕之征。若细小,艰涩,为肾虚精血不足之征。经水出诸肾,肾虚,冲任失养,血海空虚,则月事不以时下。

(二) 望诊

[原文]《灵枢·五色》:"面王以下者,膀胱子处也……女子在于面

王，为膀胱子处之病，散为痛，抟为聚，方员左右，各如其色形。其随
而下至胝为淫，有润如膏状，为暴食不洁。"

[评注] 面王，指鼻准头。在面王以下为人中部，主要是反映膀胱
及子宫的情况。女子面王以下人中部出现病色，为膀胱子宫的疾病。其
色散在轻浮，病为疼痛；若抟而集结，则为积聚病。

四、《内经》女科病治则论述

（一）妊娠病治则

[原文]《素问·六元正纪大论》："妇人重身，毒之何如？岐伯曰：
有故无殒，亦无殒也。帝曰：愿闻其故，何谓也？岐伯曰：大积大聚，
其可犯也，衰其大半而止，过者死。"

[评注] 有病则病受药，而对母、胎无损害。严重的积聚病，其治
疗就可以用重猛峻利之药，但过用则会损害孕母及胎儿。

[原文]《素问·奇病论》："人有重身，九月而喑，此为何也？岐伯
对曰：胞之络脉绝也。帝曰：何以言之？岐伯曰：胞络者，系于肾，少
阴之脉，贯肾系舌本，故不能言。帝曰：治之奈何？岐伯曰：毋治也，
当十月复。"

[评注] 妊娠失音在一些情况下是怀孕后的生理现象，在孕十月，
足月分娩后自然恢复。

（二）产后病治则

[原文]《灵枢·五禁》："黄帝曰：何谓五夺？岐伯曰：形肉已夺，
是一夺也……新产及大血之后，是五夺也。此皆不可泻。"

[评注] 分娩之后加之大出血，重伤其血，而致亡血伤津，不可用
泻法。

（三）女科杂病治则

[原文]《灵枢·水胀》："肠覃何如？岐伯曰：寒气客于肠外，与
卫气相搏，气不得荣，因有所系，癖而内著，恶气乃起，瘜肉乃生。其
始生也，大如鸡卵，稍以益大，至其成，如怀子之状，久者离岁，按之
则坚，推之则移，月事以时下，此其候也。石瘕何如？岐伯曰：石瘕生

于胞中，寒气客于子门，子门闭塞，气不得通，恶血当泻不泻，衃以留止，日以益大，状如怀子，月事不以时下。皆生于女子，可导而下。"

[评注]"肠覃……石瘕……皆生于女子，可导而下。"肠覃与石瘕，均为感受寒邪，导致血凝为瘕，恶血积聚。尽管病位不尽相同，但都是发生于女子，其治疗可以用导下。《说文解字》：导，引也。由于病在下，均可用温经散寒，活血化瘀，疏导通利，引邪下行之治，切不可急攻乱伐，以防伤正。

五、《内经》中的两个妇科方

《内经》中的治疗，多以针刺为主。方药仅载有十三方，其中《素问》载八方，《灵枢》载五方，与妇科有关的有二方。

（一）四乌鲗骨一藘茹丸

[原文]《素问·腹中论》："有病胸胁支满者，妨于食……治之奈何？复以何术？岐伯曰：以四乌鲗骨一藘茹二物并合之，丸以雀卵，大小如豆，以五丸为后饭，饮以鲍鱼汁，利肠中及伤肝也。"

[评注]该条文详细评注见前，此不赘述。此仅论乌鲗骨藘茹丸。

乌鲗骨藘茹丸，由四份乌鲗骨，一份藘茹按比例组成。本方煎服法，独具特色，不可不识。

乌鲗骨，即海螵蛸，咸、涩，温，归脾、肾经，功能收敛止血，固精止带，制酸止痛，收湿敛疮，主治胃痛吞酸，吐、衄、呕血，便血，崩漏带下，血枯经闭，腹痛癥瘕，虚疟泻痢，阴蚀烂疮。

藘茹，即茜草，苦，寒，归肝经，有凉血止血、化瘀通经的作用。主治血热吐血、衄血，崩漏下血，血瘀经闭，跌打损伤，风湿痹痛。

雀卵，又称麻雀蛋，味甘、咸，性温，入肾经，能补肾阳，益精血，调冲任，明目。主男子阳痿不举及女子带下，便溺不利。

鲍鱼，性平，味甘咸，归肝经，具有养血、柔肝、滋阴、清热、益精、明目及调经、润燥利肠、活血通经的作用，可治月经不调、骨蒸劳热、大便秘结等疾患。

用四份乌鲗骨，一份蘆茹的比例而合之，配以雀卵为丸，大小如豆，每次五丸，空腹服用，饮以鲍鱼汁送服。这样有利于肠道和补益损伤的肝脏。这煎服法，较为独特，用雀卵合为丸，饮以鲍鱼汁，药食同用，既可降低药物的副作用又可提高药物作用，开创食疗先河。

（二）菱翘饮

[原文]《灵枢·痈疽》："发于胁，名曰败疵。败疵者，女子之病也，灸之，其病大痈脓，治之，其中乃有生肉，大如赤小豆，剉蘦翘草根各一升，以水一斗六升煮之，竭为取三升，则强饮厚衣，坐于釜上，令汗出至足已。"

[评注]这是一张较有争议的方子，注家对药物的解释很多。蘦同菱，有人认为菱翘即为连翘。经查阅历代医家注解，根据前后文义及病证药三者间是否相符的情况，笔者认为，菱，即菱角，而且用的是菱壳。菱壳坚硬，当用锉刀锉，或烧成灰用。而在《中药大辞典》中，菱壳用于多种疔、疮、痈、肿病。

翘，即连翘，《本经》翘根。李时珍《本草纲目》："痈疽，深为疽，浅为痈……连翘，消肿止痛，十二经疮药，不可无此。痈肿初起，煮服取汗。"可见连翘是治痈疽要药。李时珍并认为，翘根就是连翘的根。之所以否认"菱翘"只是一味药的说法，是因为原文中"剉蘦翘草根各一升"的"各"字，如果仅一味药，则不用"各一升"，说明两种以上才用得上"各"字。

此方提出的"强饮厚衣，坐于釜上，令汗出至足"，这是一种取汗法。而"坐于釜上"，有书简单解释为"坐于锅上"，若后学者也盲从，嘱病人坐于锅上，不仅可能出现医疗事故，还会贻笑大方。其实，这都是为了令汗出至足而病已的一种取汗的治疗方法。这对后世辅助疗法的发展有很大影响。如仲景用桂枝汤的"温覆"，用防己黄芪汤的"坐被上""以被绕腰下"，其理法皆来自《内经》。

第二节 《金匮要略》妇人三篇

一、妇人妊娠病脉证并治

（一）妊娠反应及妊娠合并癥病的诊治

[原文]师曰：妇人得平脉，阴脉小弱，其人渴，不能食，无寒热，名妊娠，桂枝汤主之。方见下利中。于法六十日当有此证，设有医治逆者，却一月加吐下者，则绝之。

[评注]育龄期妇女，停经以后，诊得脉象正常，不过细按其脉稍细弱，提示稍有营血不足之象，同时又见呕、不能食等症。因身无寒热，知病不属外感，这正是《内经》所谓的"身有病无邪脉"，这是妊娠之象。怀孕后气血下注冲任，聚以养胎，孕初期冲气偏盛，而随经上逆，扰于胃气，胃失和降，则出现恶心、不能食等说明为恶阻之渐。故用桂枝汤，调和营卫，平冲降逆。妊娠呕吐这种情况，每于孕2个月左右多有此症状，之后渐渐好转。假设医误治或治疗不当，孕3个月了，病情加重，呕吐加剧者，则会导致流产。

条文中"渴"字，多数医家是作为呕吐解。笔者认为，"渴"当为恶心解。之所以用桂枝汤，是有桂枝汤证，如：阴脉小弱，其人呕，但"无寒热"又区别于太阳中风证。此取其调和营卫，平冲降逆。若是呕吐甚之恶阻，仲景则另设有方药如："妊娠呕吐不止，干姜人参半夏丸主之。"

[原文]妇人宿有癥病，经断未及三月，而得漏下不止，胎动在脐上者，为癥痼害。妊娠六月动者，前三月经水利时，胎也。下血者，后断三月，衃也。所以血不止者，其癥不去故也，当下其癥，桂枝茯苓丸主之。

桂枝茯苓丸方：

桂枝 茯苓 牡丹（去心） 桃仁（去皮尖） 芍药各等分

上五味，末之，炼蜜和丸，如兔屎大，每日食前服一丸。不知，加至三丸。

[评注]本条论述宿有癥病，妊娠后出现漏下不止及胎与瘀的鉴别诊断和证治。鉴别要点在于：其一，以停经前月经正常与否为鉴别；其二，根据胎动出现的时间与部位鉴别。

癥痼害者，妇人宿有癥病（类似妊娠合并子宫肌瘤等子宫占位性病变），现受孕成胎，停经未到三个月，又漏下不止，同时自觉脐上好像胎动，这是原有癥病影响之故，并非真正胎动。宿有癥病孕后，癥块往往伴随妊娠月份的增大而增大，故子宫增大往往大于正常妊娠子宫。

瘀者，癥积不去，血不循常道，故下血不止。属胎漏、胎动不安。只有去其宿癥，才能使新血得以养胎，故用桂枝茯苓丸，消瘀化癥。方中桂枝通血脉，茯苓安正气；芍药调营，丹皮、桃仁活血化瘀，合而用之，实为祛瘀化癥的轻剂。特别是炼蜜为丸，每日餐前服一丸，剂量既小，药力又薄，使下癥而不伤胎。若无明显不适，可加至三丸。

妊娠合并癥瘕，尤其是黏膜下肌瘤，常易出现出血。至于治疗，应治病与安胎并举。虽《内经》有"有故无殒"之说，但必须明确诊断，步步顾护胎元，选方用药必须注意妊娠禁忌。桂枝茯苓丸中的茯苓，滑利有滑胎之虞，量要少用；丹皮为妊娠禁忌药，虽说有病病当之，但还是要谨慎，注意用药安全。

（二）妊娠腹痛与下血的证治

[原文]妇人怀娠六七月，脉弦发热，其胎愈胀，腹痛恶寒者，少腹如扇，所以然者，子脏开故也，当以附子汤温其脏。方未见。

[评注]本条论述妊娠阳虚寒甚的腹痛证治。妊娠至六七月时，忽然脉弦发热，并自觉胎亦胀大，腹痛恶寒，少腹作冷，有如被扇之状。因其脉弦，身无表证，知其发热非外感表邪，乃虚阳外浮。腹痛恶寒，少腹如扇，乃由于阴寒内甚，阳虚不能温煦胞宫。阴寒内盛，阳气不通，故腹痛胎胀。子脏者，子宫也。子脏开者，非子脏开解之谓，盖阳主卫外，周密之用，阳虚而卫外不固，故曰开也。急当温阳散寒，暖宫安胎，宜用附子汤。

附子汤虽只见其名，未见其药。参《伤寒论》少阴篇附子汤方：

附子二枚（炮，去皮，破八片）　茯苓三两　人参二两　白术四两
芍药三两

上五味，以水八升，煮取三升，去滓，温服一升，日三服。

阳虚内寒，虽急当温阳散寒，然附子乃大温大热大毒之品，有堕胎之弊，为妊娠所禁忌，需慎用之。

[原文] 师曰：妇人有漏下者，有半产后因续下血都不绝者，有妊娠下血者，假令妊娠腹中痛，为胞阻，胶艾汤主之。

胶艾汤方：

芎䓖　阿胶　甘草各二两　艾叶　当归各三两　芍药四两　干地黄四两

上七味，以水五升，清酒三升，合煮，取三升，去滓，内胶，令消尽，温服一升，日三服。不差，更作。

[评注] 本条论述妇人三种出血的证治。妇人出血，常见的有三种病情：一是月经病中的月经淋漓不尽的漏下；二是半产以后下血不止；三是妊娠期间下血者。

本条提出"胞阻"病名。所谓胞阻，指妇人怀孕期间，下血，并伴有腹痛者也。这三种妇人下血，病因虽有不同，但其病机皆属冲任亏虚，阴血不能内守，胞脉失养所致，均当调补冲任，固经止血，可用胶艾汤治之。方中用四物汤以养血和血；阿胶补血止血；艾叶温经暖宫；甘草调和诸药，清酒以行药势。合而用之，可以和血止血，亦可以暖宫调经，养血安胎止痛。

酒味辛、甘，性温，能和血通脉，祛寒壮神，宣导药势。但酒精在胎儿体内代谢和排泄速率较慢，对发育中的胎儿可造成伤害。若为治疗妊娠腹痛，禁用酒，以免影响胎儿的健康。

治疗期间，胎元正常与否是诊治的关键。出血量之多少，腹痛的程度，是辨证的要点，也关系到疾病的预后。若出血量多，腹痛剧，子宫颈口开，预后较差，应防胚胎殒堕。

[原文] 妇人怀妊，腹中㽲痛，当归芍药散主之。

当归芍药散方：

当归三两　芍药一斤　芎䓖半斤　茯苓四两　白术四两　泽泻半斤

上六味，杵为散，取方寸匕，酒和，日三服。

[评注] 本条指出妊娠腹痛证治。㽲痛，乃由肝郁脾虚，气血亏虚，

胞脉失养，拘急而痛。故重用白芍，疏肝和肝，缓急止痛为主药；佐归、芎以养血调肝；白术、茯苓健脾益气，合泽泻以淡渗利湿。以药测证，本证除有腹中拘急、绵绵作痛外，应当还有小便不利、足跗水肿等症状。诸药合用，当归芍药散为养血疏肝、健脾利湿、肝脾同治之方。

妊娠期间出现腹痛，要注意排除急腹症引起的腹痛，如异位妊娠、卵巢囊肿蒂扭转、黄体破裂，以及合并阑尾炎等。

原方中泽泻半斤，泽泻全株有毒，地下块茎毒性较大，若无小便不利、足跗水肿，则可不用。若病情需要用的话，则要少用。

（三）妊娠恶阻的证治

[原文] 妊娠呕吐不止，干姜人参半夏丸主之。

干姜人参半夏丸方：

干姜　人参各一两　半夏二两

上三味，末之，以生姜汁糊为丸，如梧桐子大，饮服十丸，日三服。

[评注] 本条论述胃虚寒饮恶阻的证治。若妊娠后，恶心呕吐剧烈，甚或食入即吐者，为恶阻。今"妊娠呕吐不止"，可知呕吐较剧，是由于胃虚有寒饮，挟冲气上逆，胃失和降所致者，可用干姜人参半夏丸。以干姜温中散寒，人参扶正益气，半夏、姜汁温中降逆，使中阳得振，寒饮蠲化，胃气得降，则呕吐可止。

细观干姜人参半夏丸，仲景虽然重用半夏，但其不仅用了干姜，还以生姜汁糊为丸。用双姜以温胃化湿，还有加强止呕之力。半夏、干姜为妊娠禁忌药，虽是止吐良药，但由于干姜为辛温大热之品，与生姜相比辛热过之，故临床上可易为生姜；至于半夏，由于其含有胚胎毒，临床上我们可以师其温胃止呕之法，但还是要避免使用对胎儿发育不利的药物，故当不用半夏。

（四）妊娠小便不利、子肿之证治

1. 妊娠小便不利

[原文] 妊娠小便难，饮食如故，当归贝母苦参丸主之。

当归贝母苦参丸方：

当归　贝母　苦参各四两

上三味，末之，炼蜜丸如小豆大，饮服三丸，加至十丸。

[评注] 本条论述妊娠小便难的证治。妊娠小便难而饮食如常，可知病不在中焦，而在下焦。怀孕之后，当血虚有热，津亏液少，膀胱津液不足，肺失通调水道，故致小便难而不爽。治以当归贝母苦参丸，用当归活血润燥，贝母宣肺利气解郁，苦参利湿热，除热结，与贝母合用，又能清肺而散膀胱之郁热。总之，本方使血得润养，郁解热除，则小便自利。

2. 妊娠肿胀

[原文] 妊娠有水气，身重，小便不利，洒淅恶寒，起即头眩，葵子茯苓散主之。

葵子茯苓散方：

葵子一斤　茯苓三两

上二味，杵为散，饮服方寸匕，日三服，小便利则愈。

[评注] 本条论述妊娠水气的证治。妊娠水气，指妊娠期间，出现肢体面目肿胀者，亦称"子肿""妊娠肿胀"。

妊娠期，阳气不化，水盛于外，故身重或身肿，洒淅恶寒。膀胱气化不行，水气内停，故小便不利；清阳不升，故起即头眩。本病关键在于阳气不化，小便不利。故用葵子茯苓散，以葵子滑利通窍，茯苓淡渗利水，健脾运湿，使小便通利，水有去路。本方重在利水气，葵子甘寒滑利，既能利水通淋，又能润肠通便，二便不利者均宜。但葵子能滑胎，所以用量不宜过大，为散，正是取其药缓之意。

（五）养胎安胎之法

1. 当归散

[原文] 妇人妊娠，宜常服当归散主之。

当归散方：

当归　黄芩　芍药　芎䓖各一斤　白术半斤

上五味，杵为散，酒饮服方寸匕，日再服，妊娠常服即易产，胎无疾苦。产后百病悉主之。

[评注] 本条论述妊娠养胎方。方中当归、芍药补肝养血，合川芎能行气血之滞，白术健脾安胎，黄芩坚阴清热，合而用之，共奏养血益气、清热安胎之效。尤其适合孕中晚期血虚夹有热者。

在妊娠病治疗中黄芩、白术是常用的药对。特别是自朱丹溪《丹溪心法》提出，"产前安胎，白术、黄芩为妙药也"，后世医家更是把黄芩、白术称之为安胎圣药。

仲景于条文中，未明言当归散的适应证，但"宜常服"三个字，提示只要妇人有妊，则可服当归散。如是则生产时易产，还可预防产后病的发生。虽然用散剂作用缓，而服用量小，"胎无疾苦"说明也不影响胎儿发育，但一般而言，若无病，尽量不服药。

2. 白术散

[原文] 妊娠养胎，白术散主之。

白术散方：

白术四分　芎䓖四分　蜀椒（去汗）三分　牡蛎二分

上四味，杵为散，酒服一钱匕，日三服，夜一服。但苦痛，加芍药；心下毒痛，倍加芎䓖；心烦吐痛，不能食饮，加细辛一两，半夏大者二十枚。服之后，更以醋浆水服之。若呕，以醋浆水服之；复不解者，小麦汁服之。已后渴者，大麦粥服之。病虽愈，服之勿置。

[评注] 以方测证，本条所治应为脾虚寒湿之胎动不安者。妊娠脾虚而寒湿中阻，夹冲气上逆，每见心腹时痛，呕吐清涎，不欲饮食或胎动不安等症。治用白术散健脾温中、除湿，以安胎。方中以白术健脾燥湿安胎为君，臣以川芎和肝舒气，佐以蜀椒温中散寒，牡蛎除湿利水；且白术与川芎相伍，有健脾温血养胎的作用；蜀椒与牡蛎相伍，有镇逆固胎的作用。全方味少，量小，以养胎。

仲景创孕妇常服的当归散、养胎的白术散。两方中都有白术，由于胎赖血以养之，气以固之，脾为气血生化之源，白术健脾益气，和胃安胎。现代药理研究发现：白术有调节免疫功能，可抑制子宫收缩，降低子宫对催产素的敏感和兴奋性从而达到保胎作用。不管从中医角度，还是按西医的理论，白术的安胎作用得到共识。

"妊娠养胎"是一泛指词，但白术散并非能广泛应用之方，白术散方中有蜀椒，其适应脾虚有寒之证。临证时应根据病情酌情选用。至于条文后有关加减，尤其是细辛、半夏，不仅量特大，且均为妊娠禁忌之品，勿用。

（六）伤胎之证治

[原文] 妇人伤胎，怀身腹满，不得小便，从腰以下重，如有水气状，怀身七月，太阴当养不养，此心气实，当刺泻劳宫及关元，小便微利则愈。（附录）

[评注] 此条文内容前后不顺，医理不通，措辞亦不像出自仲景之手，故历代医家多数认为是衍文。故此不予评注。

妊娠篇小结：以上"妊娠病脉证并治篇"条文11条，方10首。主要论述了妊娠常见病、多发病证治，对妊娠腹痛的论述尤为详尽。当归芍药散是仲景治疗妊娠腹痛的主方，不仅为妊娠腹中疞痛者而设，凡肝郁脾虚之腹痛者皆可用之，取其养血疏肝、健脾祛湿之功。然若胞宫阳虚寒盛者，治以温阳化湿，则用附子汤温其脏；有妊娠下血夹腹痛者，为冲任不固、胎失所养而致，治以补血固冲，止血安胎，方用胶艾汤主之。充分体现审因论治、同病异治的辨证施治思维。

妊娠病脉证，于临证中，尚需与妇科其他病证相鉴别。如妇人下血，有月经不调中淋漓不尽的漏下；有流产后的下血；有怀孕后出血，以及伴有癥病。虽出血相同，但病证不同，治疗各异。

至于仲景所用的方药中，干姜、半夏、附子、细辛皆为妊娠禁忌，虽"有故无殒"，但要注意用药安全。我们在学习传承中，要用心领会精髓，辨证施治，有是病用是药，应师其法，而不拘泥，更应注意用药安全。

二、妇人产后病脉证治

（一）新产三病——痉、郁冒、大便难

1. 新产三病及产生机制

[原文] 问曰：新产妇人有三病，一者病痉，二者病郁冒，三者大便难，何谓也？

师曰：新产血虚，多汗出，喜中风，故令病痉；亡血复汗，寒多，故令郁冒；亡津液，胃燥，故大便难。

[评注] 本条论述新产妇人三大病，痉、郁冒和大便难的产生机制及诊治。由于新产失血过多，其血骤虚，而致营卫失调，腠理不固，因

而汗出过多，易感风邪。血虚风动，筋脉失养，加之感染风邪，筋脉拘急，致成痉病；病郁冒者，是由于产后失血、多汗，以致气血两亏，卫外不固，复感寒邪，郁闭于内，邪盛正虚，血虚不能上荣，邪气逆而上冲，遂眩晕昏冒，而成郁冒；病大便难，是由于产后失血、汗多，津液耗伤，血亏大肠失于濡润，故见大便难。新产三病，虽表现各异，总因新产妇人其血骤虚，而致津伤阴亏，营卫不和，阴阳失调。

2. 郁冒、大便难证治

[原文] 产妇郁冒，其脉微弱，呕不能食，大便反坚，但头汗出。所以然者，血虚而厥，厥而必冒。冒家欲解，必大汗出。以血虚下厥，孤阳上出，故头汗出。所以产妇喜汗出者，亡阴血虚，阳气独盛，故当汗出，阴阳乃复。大便坚，呕不能食，小柴胡汤主之。

[评注] 本条论述产妇郁冒与大便难兼见的病机和诊治。新产妇人所发生的郁冒，在证候表现上是脉微弱，呕吐不能食，大便坚，但头汗出。这是由于产后血虚，阴血虚于下，阳气越于上，而为郁冒。郁，郁闷不舒；冒，犯，冲犯、冒犯。郁冒：即郁闷呕逆，头昏眼花。营血亏虚，血脉失濡则脉微弱；阴不维阳，阳气浮散，则但头汗出；阳气上厥，胃气上逆，则呕不能食；血虚津亏，肠失濡润，则大便坚。郁冒的转归，"冒家欲解，必大汗出"，如得周身汗出，则郁冒得解。因为亡血伤阴，阴不制阳，孤阳失附，必须全身汗出，使其阳盛减退，然后阴阳始能达到相对平衡。所以说"故当汗出，阴阳乃复"。若但头汗出，是郁冒未解。因为血虚阴亏，阳气独盛，孤阳上越，挟阴津外泄，故但头汗出，这是发生郁冒的主要病机。

郁冒与产后血晕是有区别的，郁冒：重在冒，即上逆之症，是新产亡血，外感寒邪，孤阳上厥而致。产后血晕：是以晕为主，病因以产后失血，亡血伤阴，脑窍失养或败血上冲，心神失宁。故郁冒，其证尚有呕不能食，但头汗出。方用小柴胡汤，调和阴阳，和胃降逆，和利枢机，从而使阴阳复以平衡，则郁冒诸症自解。

（二）产后腹痛

1. 大承气汤证

[原文] 病解能食，七八日更发热者，此为胃实，大承气汤主之。

[评注] 本条承上文论述郁冒解后转为胃实的证治。郁冒本不能食，病人服小柴胡汤后，郁冒已解，胃气已和，转为能食。但经过七八日以后，又复发热，此为未尽的余邪与食相结，成胃实之证。当用大承气汤下之，荡涤实邪。

仲景用心良苦，以此产后血虚之体夹腑实之例，用大承气汤逐邪去实，示人临证当谨守病机，不可拘泥于产后血虚，而贻误病机。

2. 当归生姜羊肉汤证

[原文] 产后腹中疼痛，当归生姜羊肉汤主之；并治腹中寒疝，虚劳不足。

当归生姜羊肉汤方：见寒疝中。

当归三两　生姜五两　羊肉一斤

上三味，以水八升，煮取三升，温服七合，日三服。若寒多者，加生姜成一斤；痛多而呕者，加橘皮二两、白术一两。加生姜者亦加水五升，煮取三升二合，服之。

[评注] 本条论述产后血虚里寒之腹痛的证治。产后血虚，寒动于中，发生"腹中疼痛"，其痛特殊，多为腹中拘急，绵绵作痛，喜温喜按，故治当补虚养血，温中散寒。方用当归生姜羊肉汤，本方先见于《腹满寒疝宿食病脉证治第十》，为"寒疝腹中痛，及胁痛里急"、血寒而夹虚者而设的一张方子。方中当归养血止痛，生姜温中散寒，羊肉补虚温中，生血止痛。本方除治产后血虚内寒的腹痛外，并可主治寒疝、虚劳腹痛。

同为腹中疼痛，此用当归生姜羊肉汤。而于《妇人妊娠病脉证并治》篇则用当归芍药散。虽同为虚性腹痛，但所虚不同，阳虚寒痛，当温经散寒以止痛，当归生姜羊肉汤主之；若为肝郁脾虚之腹痛，当养血疏肝、健脾利湿止痛，当归芍药散主之，彰显了仲景同病异治的辨证思维。

3. 枳实芍药散

[原文] 产后腹痛，烦满不得卧，枳实芍药散主之。

枳实芍药散方：

枳实（烧令黑，勿太过）　芍药等分

上二味，杵为散，服方寸匕，日三服，并主痈脓，以麦粥下之。

［评注］本条论述产后实性腹痛证治，为气血郁滞所致的腹痛。产后腹痛而烦满不得卧，是属阳明里实，胃不和则卧不安，故烦满不得卧。但此症与大承气汤的痞满燥实之里实不同，乃由于产后气滞血郁所致。故其治宜行气散结，和血止痛，用枳实芍药散行气和血。方中枳实炒黑，能行血中之气，芍药和血以缓急止腹痛，大麦粥和其胃气，使气血得以宣通，则腹痛烦满诸症自除。

4. 下瘀血汤

［原文］师曰：产妇腹痛，法当以枳实芍药散，假令不愈者，此为腹中有干血着脐下，宜下瘀血汤主之；亦主经水不利。

下瘀血汤方：

大黄二两　桃仁二十枚　䗪虫二十枚（熬，去足）

上三味，末之，炼蜜和为四丸，以酒一升，煎一丸，取八合顿服之，新血下如豚肝。

［评注］本条论述产后瘀血引起腹痛的证治。产后腹痛有虚有实，若为实性腹痛，今服枳实芍药散不效，则不单纯是气滞血郁所引起的枳实芍药散证，而是因为干血瘀滞凝着于脐下所致。瘀血所致腹痛，其证当为小腹疼痛如刺，痛而胀，拒按。前方枳实芍药散已不能胜任，当以攻逐瘀血为主，故用下瘀血汤，以破血逐瘀。方中重用大黄荡逐瘀血为君，臣以桃仁润燥，缓中破结，活血化瘀，佐䗪虫逐瘀破结，䗪虫善行血分，以直达瘀血之所。三味合用，破血之力颇猛。以蜜为丸，是缓其药性而不使骤发，防伤上二焦也。用酒煎，是取酒为引药入血分，并顿服速下取效。

因本方是攻逐瘀血之剂，临床上可用于产后胎膜、胎盘残留等，也可用于由瘀血停积而致的经水不利。

产后腹痛小结：同为产后腹痛，仲景设有大承气汤、当归生姜羊肉汤、枳实芍药散、下瘀血汤等。产后多虚多瘀，虽同为腹痛，但有虚有实，有寒有热，临床上当以腹痛辨虚实。虚寒腹痛，腹中疗痛，或腹中拘急，方用当归生姜羊肉汤温经散寒，养血止痛；热结胃实证，必脘腹胀满，或伴发热，当以大承气汤荡涤胃中之邪；若夹有瘀血者，烦满不得卧，不通则痛，则当活血化瘀，破结散结，瘀解痛止，方用枳实芍药散；瘀重者，腹痛如刺，则可逐瘀止痛，方用下瘀血汤主之。病之虚实寒热不同，当审因论治。由于产后多瘀也多虚，故用峻猛之剂时勿过用，当中病即止。

（三）产后发热的证治

1. 产后发热大承气汤证

[原文] 产后七八日，无太阳证，少腹坚痛，此恶露不尽；不大便，烦躁发热，切脉微实，再倍发热，日晡时烦躁者，不食，食则谵语，至夜即愈，宜大承气汤主之。热在里，结在膀胱也。方见痉病中。

[评注] 本条论述产后瘀血内阻兼阳明里实之证治。开篇第一句，便提醒此症倍发热者，非属太阳表证。伴见少腹坚硬疼痛，恶露不净，是瘀血停留于子宫的证候。如见不大便，烦躁发热，脉微实，伴发热，且在日晡时烦躁更重等症，都是瘀热在里之征。日晡烦躁发热为阳明腑证，是邪热结在胃肠所致。因阳明胃实，故不能食，食入即助胃热，胃之络上通于心，胃热盛则上扰神明而作谵语。入夜则阴气来复，阳明气衰，所以谵语即愈。食则谵语，至夜即愈，区别于热入血室的"昼日明了，暮则谵语"。

"热在里，结在膀胱"句，膀胱者，应泛指下焦。说明本证不独热聚于胃，而且是热与瘀血结于下焦。此时，若但治其血，则瘀血未必能去，而阳明实热不能急除，可使病情加剧，所以宜用大承气汤以泻热通便。六腑以通为用，大便一通，瘀随便下，可收一举两得之效。

2. 产后发热桂枝汤证

[原文] 产后风，续之数十日不解，头微痛，恶寒，时时有热，心下闷，干呕，汗出，虽久，阳旦证续在耳，可与阳旦汤。即桂枝汤，见下利中。

[评注] 本条论述产后中风证持久不愈的证治。产后多虚，由于产时用力，汗出，伤津耗气，卫外不固，故易感风寒。今邪仍在其表，故持续数十日不愈，仍见头痛、恶寒、时发热、心下闷、干呕汗出等症。说明病程虽迁延日久，但太阳中风证仍在。有斯证则用斯药，虚人外感，仍可用桂枝汤以解表散寒，调和营卫。

此条文"阳旦证"与"阳旦汤"有争议。多数医家认为"阳旦证"即桂枝汤证，阳旦汤即桂枝汤，也有认为阳旦汤是桂枝加黄芩或桂枝汤加附子汤，但均不离桂枝汤。

综观此条文前后文，"产后风，续之数十日不解……阳旦证续在耳，可与阳旦汤"，只要表虚证还在，就可用桂枝汤调和营卫，祛风解表，不必拘泥于产后。

3. 产后发热竹叶汤证

[原文] 产后中风，发热，面正赤，喘而头痛，竹叶汤主之。

竹叶汤方：

竹叶一把　葛根三两　防风　桔梗　桂枝　人参　甘草各一两　附子一枚（炮）　大枣十五枚　生姜五两

上十味，以水一斗，煮取二升半，分温三服，温覆使汗出。颈项强，用大附子一枚，破之如豆大，煎药扬去沫。呕者，加半夏半升，洗。

[评注] 本条论述当为产后中风而兼阳虚的证治。此类患者，应排除心、肺疾病。若症发于产时，应排除羊水栓塞等危急重症。

产后中风，发热头痛，为病邪在表；面赤，气喘，为虚阳上越之象。这是产后正气大虚，复感风寒，形成正虚邪实之证。治疗时，当扶正祛邪，寓解表于扶正之中，表里兼顾。竹叶汤中重用葛根开泄腠理，竹叶、桂枝、防风、桔梗疏风解表；人参、附子以回阳固气；甘草、生姜、大枣调和营卫。诸药合用，共收扶正祛邪、表里兼治之效。若颈项强，本人认为加附子不妥，当遵仲景"项背强几几，桂枝加葛根汤主之"之意，加大葛根用量以解肌止痛。

产后发热小结：上三条论述了产后发热的证治，虽为产后，但感邪与正虚程度不同，治亦有别。瘀血内阻夹阳明腑实者，治用通下泻热之大承气汤；若正虚感受风寒，表虚证数十日不解，方选桂枝汤调和营卫，解肌退热；若阳虚夹卫外不固之发热，兼见面赤而喘，治以温阳解表，扶正祛邪，竹叶汤主之，体现了张仲景辨证施治的特点。

（四）产后虚烦与下利

1. 竹皮大丸证

[原文] 妇人乳中虚，烦乱呕逆，安中益气，竹皮大丸主之。

竹皮大丸方：

生竹茹二分　石膏二分　桂枝一分　甘草七分　白薇一分

上五味，末之，枣肉和丸，弹子大，以饮服一丸，日三夜二服。有热者倍白薇，烦喘者加柏实一分。

[评注] 本条论述产后虚热烦呕的证治。"乳中"谓产子，或哺乳期。由于分娩过程，产创与出血，加之用力耗气，气血骤虚，加之哺乳期中，因乳汁由精血、津液所化，赖气以行。冲为血海，隶于阳明，若阴血不足，中气亦虚，致虚火内扰，冲气挟胃气上逆，故烦乱呕逆。治宜安中益气，用竹皮大丸。方中重用甘草以安中益气；竹茹、石膏甘寒清热，降逆止呕；桂枝配以枣肉辛甘化气，平冲降逆；白薇性寒退虚热。热重者，倍加白薇以清热；烦喘者，加柏子仁，其性平味甘，养心安神、润肠通便以除烦。药和丸以缓调。

2. 产后下痢白头翁加甘草阿胶汤证

[原文] 产后下利虚极，白头翁加甘草阿胶汤主之。

白头翁加甘草阿胶汤方：

白头翁　甘草　阿胶各二两　秦皮　黄连　柏皮各三两

上六味，以水七升，煮取二升半，内胶令消尽，分温三服。

[评注] 本条论述产后下利伤阴的治法与方药。"下利"即痢疾，"虚极"，由于产后体本虚，又患热利伤阴，两虚相加，故云"产后下利虚极"。方用具有清热解毒、凉血止痢之功的白头翁汤加阿胶以滋阴养血，加甘草以缓中。临床常用于治疗阿米巴痢疾、细菌性痢疾等病热毒偏盛者。以方测症，产后下利虚极，当是便脓血的痢疾，伴腹痛，里急后重，肛门灼热，下痢脓血，赤多白少，渴欲饮水，舌红苔黄。产后本虚，加之热利下脓血，当更伤阴血，其脉当弦细数。

产后病脉证篇小结：仲景于篇中论及新产妇人三病，病痉、病郁冒、病大便难。新产三病虽表现不同，但都是由于产后亡血伤津，阴血亏虚所致；还论述了产后腹痛、产后中风、产后发热、产后烦乱呕逆、产后下利诸病。

产后腹痛仲景用浓重详尽的笔触，详论产后各种腹痛的理法方药，脉证并治。同为产后腹痛，有血虚里寒，腹中疗痛，治以补虚养血，温中散寒，方用当归生姜羊肉汤；气血郁滞之产后腹痛，腹痛烦满不得卧，治以行气散结，和血止痛，方用枳实芍药散；瘀血内结而致之少腹刺痛，拒按或包块，治当破血逐瘀，方用下瘀血汤；瘀血内结兼阳明里实之少腹坚痛，恶露不尽，不大便，不食，食则谵语，烦躁发热，施以泄热通便法，大承气汤主之。

同为大便难，能食者，用大承气汤治疗产后阳明里实证；兼呕不能食者，用小柴胡汤治疗以和利枢机，扶正达邪；若产后下利虚极，便下脓血者，则用白头翁加甘草阿胶汤主之。

产后发热，若恶寒发热，汗出干呕者，则用桂枝汤调和营卫，解肌退热；若兼阳虚，发热而喘，则用竹叶汤主之；若虚热烦呕者，则用竹皮大丸安中益气。

张仲景不拘于产后多虚，亦不忘产后多瘀，根据病证寒热虚实之不同，而分别给予相应方药，充分体现辨证施治的精神。

三、妇人杂病脉证并治

（一）妇人杂病总纲

[原文] 妇人之病，因虚、积冷、结气，为诸经水断绝，至有历年，血寒积结，胞门寒伤，经络凝坚。

在上呕吐涎唾，久成肺痈，形体损分。在中盘结，绕脐寒疝；或两胁疼痛，与脏相连；或结热中，痛在关元，脉数无疮，肌若鱼鳞，时着男子，非止女身。在下未多，经候不匀，令阴掣痛，少腹恶寒；或引腰脊，下根气街，气冲急痛，膝胫疼烦。奄忽眩冒，状如厥癫；或有忧惨，悲伤多嗔，此皆带下，非有鬼神。

久则羸瘦，脉虚多寒；三十六病，千变万端；审脉阴阳，虚实紧弦；行其针药，治危得安；其虽同病，脉各异源；子当辨记，勿谓不然。

[评注] 本条被奉为论述妇人杂病的总纲。但亦有人认为此条非出自仲景之手。

女子之病因，其一，虚损，不外乎血少气虚也；其二，积冷，女子以血为本，血得寒则凝，若感寒则血寒经绝，胞门闭而经络阻矣；其三，结气，女子血常不足，气常有余，故气血常处于不平衡状态，稍有不畅，气机郁结，则可致病。总之，因虚、积冷、结气。这三种病因，一有所感，都能使月经断止。若病经历年之久，血寒积结，胞脉阻滞，经络凝结坚癖，则为诸经水断绝。妇人杂病，若未得到及时正确诊治，病久则形体羸瘦，脉虚多寒。应详审脉之阴阳，辨其虚实，脉或紧或弦，诊病在脏在腑在经在络。对于病同脉异之证，尤应详加审察，以免误诊误治，亦必须掌握辨证施治的原则。

（二）热入血室

1. 热入血室小柴胡汤证

[原文] 妇人中风，七八日续来寒热，发作有时，经水适断，此为热入血室，其血必结，故使如疟状，发作有时，小柴胡汤主之。方见呕吐中。

[评注] 本条论述热入血室的证治。妇人患太阳中风证，病已七八天，又复出现寒热，而且是发作有时，知非复感风邪之寒热矣。适逢经期，月经不当止而止，可知是邪热陷入血室。热与血结，扰及少阳，故似疟邪伏于募原，卫气相争，使如疟状，寒热时作。可用小柴胡汤清解内陷之热，使邪从少阳枢转外出则愈。

2. 热入血室治禁

[原文] 妇人伤寒发热，经水适来，昼日明了，暮则谵语，如见鬼状者，此为热入血室，治之无犯胃气及上二焦，必自愈。

[评注] 本条再论热入血室的证候及治禁。重点在于提醒后学，与阳明谵语鉴别。热入血室，虽有谵语，然非阳明病，虽有发热，邪也不在表，故治之无犯胃气及上二焦。"昼日明了，暮则谵语"，是区别于阳明的"食则谵语"。仲景恐后人误认为阳明胃热，故强调"治之无犯胃气及上二焦"，就是说治疗时既不宜发表，亦不应攻里，应根据"经水适来""此为热入血室"等句，予小柴胡汤加减治之。至于"病必自愈"，并非不用药物而等其自愈。而是因邪陷不深，尚未与血结，适逢经期，邪随月经下泄而达到自愈。

3. 热入血室刺期门法

[原文] 妇人中风，发热恶寒，经水适来，得七八日，热除脉迟，身凉和，胸胁满，如结胸状，谵语者，此为热入血室也，当刺期门，随其实而取之。

[评注] 本条论热入血室，与结胸症鉴别。妇人中风，经水适来，

邪热乘虚而入血室。出现热除、脉迟、身凉和等表里俱解无外热之征。是区别于结胸症之"脉浮而动数"。但为何胸腹满如结胸状，且谵语乎？乃由于瘀热结于血室，扰及肝经，瘀热互结，肝失疏泄，故胸胁满痛状如结胸；肝不藏魂，而致谵语；虽有陷胸症状，但非陷胸症，故不得用大小陷胸汤。由于适逢经期，邪热可随经下，故此治疗方法，刺期门。期门为肝经之募穴，故刺之以泻其实而清瘀热。

4. 阳明病致热入血室刺期门法

[原文] 阳明病，下血谵语者，此为热入血室，但头汗出，当刺期门，随其实而泻之，濈然汗出者愈。

[评注] 本条为四论热入血室的证治。但此热入血室乃妇人患阳明病，由于里热太重，当是值经期，热邪亦可陷入血室，热迫血妄行，故下血。冲脉隶于阳明，肝经绕阴器，里热扰肝，肝不藏魂，则谵语。迫津外泄，故但头汗出。故当刺期门以泻其实热，使周身汗出而愈。

（三）梅核气与脏躁的证治

1. 梅核气证治

[原文] 妇人咽中如有炙脔，半夏厚朴汤主之。

半夏厚朴汤方：

半夏一升　厚朴三两　茯苓四两　生姜五两　干苏叶二两

上五味，以水七升，煮取四升，分温四服，日三夜一服。

[评注] 本条论述梅核气的证治。妇人自觉咽中有如同炙肉的异物感，咯之不出，吞之不下，但饮食无碍，后人称为"梅核气"。咽喉与多经相关联，冲、任、少阳、阳明、厥阴、少阴、太阴皆会于咽喉，故若七情郁结，脏腑失常，经脉失调，痰凝气滞，上逆于咽喉之间，则可出现咽喉症状。

治用半夏厚朴汤，开结化痰以降逆气。方中半夏、厚朴、生姜辛以散结，苦以降逆；配以茯苓利饮化痰；苏叶芳香，宣气解郁，合用使气顺痰消，则咽中炙脔之感可除。此方不仅用于妇人，男人有此症者亦可用之。

特殊的服药方法，不太引人注意，温四服，日三夜一，药量均衡，温润咽喉。

2. 脏躁证治

[原文] 妇人脏躁，喜悲伤欲哭，象如神灵所作，数欠伸，甘麦大枣汤主之。

甘麦大枣汤方：

甘草三两　小麦一升　大枣十枚

上三味，以水六升，煮取三升，温分三服。亦补脾气。

[评注] 本条论述脏躁的证治。此脏，何也？有认为是"子宫"，有认为是"心肺"，有认为是"肾"，众说不一。五脏者，各藏不同。肝藏魂、心藏神、脾藏意、肺藏魄、肾藏志。《灵枢·本神》："心气虚则悲，实则笑不休。"以症测知，此脏当为心之脏也。心之气血虚，躁扰不宁，心神不安，心神失养则其症悲伤欲哭，精神失常。甘麦大枣汤中，重用小麦养心液安心神，甘草益心脾，大枣甘润健脾、补中缓急。因脾为心之子，养心之中，当固护脾，以防母病及子，此方心脾兼治，故言此方亦补脾气。

脏躁一病，于绝经前后多见，除本方外，临床常可合桂甘龙牡汤、归脾汤等加减。

3. 心下痞证治

[原文] 妇人吐涎沫，医反下之，心下即痞，当先治其吐涎沫，小青龙汤主之；涎沫止，乃治痞，泻心汤主之。

[评注] 本条论述上焦寒饮误下成痞的治法。妇人吐涎沫，是上焦有寒饮所致，如《金匮要略》水气篇云"上焦有寒，其口多涎"，治本应温散，而反误用攻下，伤其中气，即成心下痞证。虽经误下成痞，但犹吐涎沫，可知上焦仍有寒饮未去，故治当先用小青龙汤温散上焦之寒饮，以治其吐涎沫。俟吐涎沫止，再治其痞。

痞《说文解字》："痞，痛也。"指腹内结滞而痛，是胸腹间气机阻塞不舒的一种自觉症状，有的仅有胀满的感觉，称"痞块""痞积"。泻心汤药用大黄泻热和胃开结，黄连清心胃之热，邪热得除则痞气自消。黄芩苦寒泻热，三药均为苦寒之品。以药测症，当有心烦易怒、失眠便秘、口苦咽干等。本症之痞，由寒饮误下成痞，当为虚实夹杂、寒热错杂之痞。

（四）崩漏病的证治

1.温经汤证治

[原文] 问曰：妇人年五十所，病下利数十日不止，暮即发热，少腹里急，腹满，手掌烦热，唇口干燥，何也？师曰：此病属带下。何以故？曾经半产，瘀血在少腹不去。何以知之？其证唇口干燥，故知之。当以温经汤主之。

温经汤方：

吴茱萸三两　当归　芎䓖　芍药　人参　桂枝　阿胶　生姜　牡丹皮（去心）　甘草各二两　半夏半升　麦门冬一升（去心）

上十二味，以水一斗，煮取三升，分温三服。亦主妇人少腹寒，久不受胎。兼取崩中去血，或月水来过多，及至期不来。

[评注] 本条论述妇人冲任虚寒夹有瘀血而引起崩漏及绝经前后诸症的证治。妇人年已五十许，月经应该停止，今复下血数十日不止。曾经半产，少腹有残余的瘀血停留，瘀之不祛，血不循常道，故出血不止，腹满里急。瘀之不祛，新血难生，加之出血日久，则阴血耗损益甚，故现入暮发热、手掌烦热等证象。瘀血内阻，津液失于上濡，故唇口干燥。温经汤方中以吴茱萸、生姜、桂枝温经散寒，暖血降逆；阿胶、当归、川芎、芍药、丹皮养血和营祛瘀；麦冬、半夏润燥降逆；甘草、人参补益中气。诸药合用可收温补冲任、养血祛瘀、扶正祛邪之效，亦可治疗妇人少腹寒，久不受孕或月经不调等。

有关本条文中"下利"，是大便异常，还是出血，历代医家尚有争议。由于年五十所，天癸当已竭止，一般没有月经。余认为"下利"是经断复行，为异常的子宫出血。

2.胶姜汤证治

[原文] 妇人陷经，漏下，黑不解，胶姜汤主之。

[评注] 本条文讨论陷经的证治。妇人经血下陷，漏下不止，色黯淋漓，多由冲任不固、血海蓄溢失常而致。

胶姜汤，条文中无具体药物，后世医家多数认为是《妊娠病脉证并治第二十》篇中的胶艾汤，也就是芎归胶艾汤。胶艾汤中用四物汤养血补血，调理冲任，阿胶补血固冲止血，艾叶暖宫，甘草调和诸药。诸药合用，共奏补血和血、固冲止血之功。虽然胶艾汤中无生姜，但以方测症，应与妇人陷经之证治合拍。也有认为或"姜"字为"艾"字之讹。本人认为，胶姜应是胶艾汤中去安胎之艾叶，改用黑姜，炒黑入血分，止血。

（五）经水不利

1. 土瓜根散证治

[原文] 带下，经水不利，少腹满痛，经一月再见者，土瓜根散主之。

土瓜根散方：阴㿉肿亦主之。

土瓜根　芍药　桂枝　䗪虫各三分

上四味，杵为散，酒服方寸匕，日三服。

[评注] 本条论述因瘀血而致月经不调伴痛经的证治。经水不利，排出不畅，或一月两至，并伴有少腹满痛，多有留瘀。系瘀血内阻冲任，血不归经。此证或可伴少腹按之有硬块，月经量少，色紫有块，舌质紫黯，脉涩等瘀血之征。治当以活血化瘀、逐血通经为主。方用土瓜根散，以土瓜根、䗪虫破血逐瘀，瘀去则月经自调，桂枝、芍药温经调营，用酒送服，药借酒力，酒助药势，温经通络，活血化瘀。

阴㿉肿当类似外阴疝，或子宫脱垂，或外阴子宫内膜异位包块，或外阴肿物等病。

2. 抵当汤证治

[原文] 妇人经水不利下，抵当汤主之。亦治男子膀胱满急，有瘀血者。

抵当汤方：

水蛭三十个（熬）　虻虫三十枚（熬，去翅足）　桃仁二十个（去皮尖）大黄三两（酒浸）

上四味，为末，以水五升，煮取三升，去滓，温服一升。

[评注] 本条论述血瘀实证闭经的治法。妇人经水不利下，则是指月经闭止。用抵当汤治疗，以方测证可知本证为瘀血内结、血海闭阻所致之实证。而其人当为壮实，尚应有少腹硬满结痛，大便色黑难解，小便自利，脉沉涩等征象。抵当汤为破血逐瘀之峻剂。方中水蛭、虻虫攻瘀，以桃仁破而动之，大黄逐而下之。观大黄之用酒浸，行血之外，盖又取酒缓其性。瘀祛而新血生，则其经自利下。

3. 矾石丸证治

[原文] 妇人经水闭不利，脏坚癖不止，中有干血，下白物，矾石丸主之。

矾石丸方：

矾石三分（烧） 杏仁一分

上二味，末之，炼蜜和丸枣核大，内脏中，剧者再纳之。

[评注] 本条论述经闭，内有积聚干血，兼见阴中下白物的外治法。条文前后不符，疑错简。应分为两段："妇人经水闭不利，脏坚癖不止，中有干血"，"下白物，矾石丸主之"。

干血，指内停之瘀血。由于胞宫内有干血，郁滞不通，坚凝成癖，着而不去。冲任阻滞，血海阻隔，故经水闭不利；类似论述见《产后病》篇"师曰：产妇腹痛，法当以枳实芍药散，假令不愈者，此为腹中有干血着脐下，宜下瘀血汤主之；亦主经水不利"，故治可用下瘀血汤。

下白物者，当为阴道分泌物异常。用矾石丸为坐药，纳入阴中，剧烈者，可再用之，这是一种治疗下白物的外治法。矾石，酸、寒、无毒。外用解毒杀虫，燥湿止痒；内用止血、止泻、化痰。

本条文出现两个"脏"字，其所指不同。前者，"脏坚癖不止"，应指子宫，子脏；后者，"内脏中"，此"脏"当是"膣"之误，膣，阴道。

（六）妇人腹痛

1. 红蓝花酒证治

[原文] 妇人六十二种风，及腹中血气刺痛，红蓝花酒主之。

红蓝花酒方：

红蓝花一两

上一味，以酒一大升，煎减半，顿服一半，未止再服。

[评注] 本条论述妇人腹中血气刺痛的证治。腹中刺痛，乃瘀血作祟之征。六十二种风，泛指一切致病风邪。妇人数伤于血，经行和产后，血海空虚，风邪最易乘虚袭入胞中，与血气相搏，以致血滞不行，停而为瘀，故腹中刺痛。治用红蓝花酒，红蓝花，即红花。以红花活血止痛，酒亦能行血，则气行血畅，血行风自灭，而解内外之风邪，除腹中之刺痛也。

2. 当归芍药散证治

[原文] 妇人腹中诸疾痛，当归芍药散主之。

当归芍药散方：

当归三两　芍药一斤　芎䓖半斤　茯苓四两　白术四两　泽泻半斤

上六味，杵为散，取方寸匕，酒和，日三服。

[评注] 本条论述妇人腹中诸痛的治法。当归芍药散，见于《妇人妊娠病》篇，"妇人怀妊，腹中疞痛，当归芍药散主之"。妇人腹痛之因，多由胞脉拘急，以气滞血瘀所致者为多见。若兼有水湿者，其证除腹痛外，尚有小便不利、腹微胀满、四肢头面微肿等。治用当归芍药散通调气血，祛除水湿，则腹痛自愈。

仲景言，"妇人腹中诸痛，当归芍药散主之"，虽如此，于临床上，不能盲从，还当明辨病之急、缓，功能性还是器质性。因妇科急腹症，如异位妊娠、黄体破裂、卵巢囊肿蒂扭转等，有的可危及生命。

3. 小建中汤证治

[原文] 妇人腹中痛，小建中汤主之。

小建中汤方：

桂枝三两（去皮）　甘草三两（炙）　大枣十二枚　芍药六两　生姜三两　胶饴一升

上六味，以水七升，煮取三升，去滓，内胶饴，更上微火消解，温服一升，日三升。

[评注] 本条论述妇人虚寒里急腹痛的证治。条文叙证简略，以药测证，当属脾胃虚寒之证。其症状应有腹中拘急疼痛喜按，心中悸动，虚烦不宁，面色无华，神疲乏力，舌质淡红，脉细涩等症。用小建中汤，温中补虚，缓急止痛。

（七）转胞之证治

[原文] 问曰：妇人病，饮食如故，烦热不得卧，而反倚息者，何也？师曰：此名转胞，不得溺也，以胞系了戾，故致此病，但利小便则愈，宜肾气丸主之。方见虚劳中。

肾气丸方：

干地黄八两　山药　山茱萸各四两　泽泻　丹皮　茯苓各三两　桂

枝　附子（炮）各一两

上八味末之，炼蜜和丸梧子大，酒下十五丸，加至二十丸，日再服。

[评注]本条论述妇人转胞的证治。转胞，以不得溺为主症。由于肾气虚弱，膀胱气化失司所致。不得溺者，小便不通也。由于病不在胃，故饮食如故；病在于膀胱，故不得溺。水气不化，阳浮于上，上气不能下通而烦热不得卧；水气不得下行，饮邪上逆，故倚息不得卧。治疗方法，当用肾气丸温补肾阳，化气行水。肾气得益，气化复常，小便通利，则其病自愈。肾气丸方中以地黄、山茱萸补益肾阴而摄精气，山药培土以利水，茯苓健脾渗湿，泽泻泄肾中水邪，牡丹皮清肝胆相火，桂枝、附子温补命门真火，助膀胱气化。诸药合用，共奏温阳补肾、化气行水之功。

（八）妇人水与血结在血室的证治

[原文]妇人少腹满如敦状，小便微难而不渴，生后者，此为水与血并结在血室也，大黄甘遂汤主之。

大黄甘遂汤方：

大黄四两　甘遂二两　阿胶二两

上三味，以水三升，煮取一升，顿服之，其血当下。

[评注]本条论述妇人产后水与血俱结在血室的证治。本应归"产后病篇"。妇人少腹满，有蓄水与蓄血的不同。若满而小便自利，则为蓄血；满而小便不利、口渴，则为蓄水。今少腹胀满隆起如敦的形状，而小便微难，说明病不独在血矣。不渴，知非上焦气热不化，故口不渴；且在产后，所以说是水与血俱结在血室。治用大黄甘遂汤化瘀逐水。方中大黄化瘀下血，甘遂攻逐水与血之结，配阿胶以养血扶正，祛瘀浊而兼安养也，使邪去而不伤正。

此病当排除产后尿潴留，若是者，治当配合导尿，并酌加助膀胱气化之品。

（九）阴冷、阴疮、阴吹的外用方治

1. 蛇床子散方治

[原文]蛇床子散方，温阴中坐药。

蛇床子散方：

蛇床子仁

上一味，末之，以白粉少许，和令相得，如枣大，绵裹内之，自然温。

[评注]本条论述寒湿下注之阴寒的外治法。蛇床子性温，味苦，具有燥湿，祛风，杀虫，温肾壮阳功用。用于阳痿、宫冷、寒湿带下、湿痹腰痛；适用于外阴湿疹、妇人阴痒、滴虫性阴道炎等；白粉，即铅粉，为白色的粉末，味甘辛，性寒，有毒，具有祛湿杀虫、消肿败毒的作用。外用治痈疽恶疮、杖疮肿毒。两药为末，绵裹纳阴中。由于白粉有轻微发热作用，故能自然温。两药合用，以暖宫除湿，杀虫止痒。

蛇床子散所治，其症可有自觉阴冷、带下异常、腰酸重坠、阴中瘙痒等症状。

2. 狼牙汤证治

[原文]少阴脉滑而数者，阴中即生疮，阴中蚀疮烂者，狼牙汤洗之。

狼牙汤方：

狼牙三两

上一味，以水四升，煮取半升，以绵缠箸如茧，浸汤沥阴中，日四遍。

[评注]本条论述湿热下注而阴中生疮的证治。少阴脉主肾，肾开窍于二阴。少阴脉滑而数，主下焦有湿热，湿热之邪聚于前阴，热腐生虫，致阴部糜烂痒痛，带浊淋漓。狼牙味苦性寒，以寒能胜热，苦能燥湿，而尤能杀虫。本条开创了阴道擦洗之先河。

3. 膏发煎证治

[原文]胃气下泄，阴吹而正喧，此谷气之实也，膏发煎导之。

膏发煎方：

猪膏半斤　乱发如鸡子大三枚

上二味，和膏中煎之，发消药成，分再服，病从小便去。

[评注]本条论述阴吹的病因和证治。阴中有气如矢气作响，名阴吹，是由于胃气下泄于阴道所致。因大便燥结腑气不通下泄阴窍所致，故曰："胃气下泄……此谷气之实也。"谷气实者，大便结而不通，是以

阳明下行之气，不得从其故道，而别走旁窍也。治用润导大便的猪膏发煎，猪膏，其气味甘、微寒、无毒，生津，润肠，消瘀。乱发，补血利水而滑大肠，泄湿而通膀胱也。使大便通利，浊气下泄归于常道，则阴吹可止。

妇人杂病脉证并治篇小结：本篇论述的是除妊娠、产后以外与妇人有关的病证与治疗，精辟地提出了妇人杂病的病因不外因虚、积冷、结气三大病因，为全篇的总纲。证候表现上，主要影响上、中、下三焦。胞门寒伤，血寒积结胞门，寒伤经络，经络凝坚为其主要病机。诊断上以详审阴阳，分辨寒热虚实为其原则。治疗上，丰富多彩，有内治法，也有外治法，给药途径多样。

论治热入血室，可用小柴胡汤主之，亦可刺期门；梅核气者，半夏厚朴汤主之；脏躁者，甘麦大枣汤主之；下血不止者，温经汤主之；陷经者，胶姜汤主之；经水不利者，土瓜根散主之；经水闭阻者，抵当汤主之；若水血俱结血室者，大黄甘遂汤主之；湿热带下者，矾石丸纳阴中；寒湿带下者，蛇床子散纳阴中，待其自然温；阴疮者，狼牙汤浸汤沥阴中；阴吹者，膏发煎导之；瘀血腹痛者，红蓝花酒主之；肝郁脾虚之腹痛者，当归芍药散主之；脾胃虚寒腹痛者，小建中汤主之；转胞者，肾气丸主之；心下痞，吐涎沫者，先予小青龙汤治涎沫，再予泻心汤治痞。充分体现了辨证施治的精神，为后世妇科病辨证施治奠定了良好基础。

但篇中亦有错简或其他篇章错编入者，学习时应前后参阅。

❀ 第三节 《傅青主女科》女科上卷之悟

《傅青主女科》全书分为女科上、下卷，产后编上、下卷及补编。今主要谈"女科上卷"除"鬼胎"外的学习体会。

一、傅青主论带下

（一）白带下

[原文]夫带下俱是湿症。而以"带"名者，因带脉不能约束，而有此病，故以名之。盖带脉通于任、督，任、督病而带脉始病。带脉者，所以约束胞胎之系也。带脉无力，则难以提系，必然胎胞不固，故曰带弱则胎易坠，带伤则胎不牢。然而带脉之伤，非独跌闪挫气已也，或行房而放纵，或饮酒而颠狂，虽无疼痛之苦，而有暗耗之害，则气不能化经水，而反变为带病矣。故病带者，惟尼僧、寡妇、出嫁之女多有之，而在室之女则少也。况加以脾气之虚，肝气之郁，湿气之侵，热气之逼，安得不成带下之病哉！故妇人有终年累月下流白物，如涕如唾，不能禁止，甚则臭秽者，所谓白带也。夫白带乃湿盛而火衰，肝郁而气弱，则脾土受伤，湿土之气下陷，是以脾精不守，不能化荣血以为经水，反变成白滑之物，由阴门直下，欲自禁而不可得也。治法宜大补脾胃之气，稍佐以舒肝之品，使风木不闭塞于地中，则地气自升腾于天上，脾气健而湿气消，自无白带之患矣。方用完带汤。

白术（一两，土炒） 山药（一两，炒） 人参（二钱） 白芍（五钱，酒炒） 车前子（三钱，酒炒） 苍术（三钱，制） 甘草（一钱） 陈皮（五分） 黑芥穗（五分） 柴胡（六分）

水煎服。二剂轻，四剂止，六剂则白带全愈。此方脾、胃、肝三经同治之法。寓补于散之中，寄消于升之内。开提肝木之气，则肝血不燥，何至下克脾土；补益脾土之元，则脾气不湿，何难分消水气。至于补脾而兼以补胃者，由里以及表也。脾非胃气之强，则脾之弱不能旺，是补胃正所以补脾耳。

[评注]傅青主以率真的笔触，一语道破了带下病的主要致病因素，"夫带下俱是湿症"，为后世论治点明带下病致病因素关键所在。继之从病名的来由，引出带下病的主要病机，"因带脉不能约束，而有此病"。文中，傅青主从带脉与任、督以及与脾、胃、肝的关系有机联系解释了白带下的产生机制。

病因：跌闪挫气，或行房而放纵，或饮酒而颠狂；脾气之虚，肝气之郁，湿气之侵，热气之逼，安得不成带下之病哉！

病机：肝克脾胃，运化失职，湿气内侵，带脉失约，任脉不固。

主症：终年累月，下流白物，如涕如唾，甚则臭秽者，所谓白带也。

治法：大补脾胃之气，佐以舒肝之品。

方药：完带汤。

完带汤以白术、山药健脾益气为君，并非以人参为主药。其组方妙在："寓补于散之中，寄消于升之内"。适用于脾虚带下色白者。

白带应与白浊鉴别，白浊出自尿窍，混浊如米泔；白带出自阴道。

（二）青带下

[原文] 妇人有带下而色青者，甚则绿如绿豆汁，稠粘不断，其气腥臭，所谓青带也。夫青带乃肝经之湿热，肝属木，木色属青，带下流如绿豆汁，明明是肝木之病矣。但肝木最喜水润，湿亦水之积，似湿非肝木之所恶，何以竟成青带之症？不知水为肝木之所喜，而湿实肝木之所恶，以湿为土之气故也。以所恶者合之所喜必有违者矣。肝之性既违，则肝之气必逆。气欲上升，而湿欲下降，两相牵掣，以停住于中焦之间，而走于带脉，遂从阴器而出。其色青绿者，正以其乘肝木之气化也。逆轻者，热必轻而色青；逆重者，热必重而色绿。似乎治青易而治绿难，然而均无所难也。解肝木之火，利膀胱之水，则青绿之带病均去矣。方用加减逍遥散。

茯苓（五钱） 白芍（五钱，酒炒） 甘草（五钱，生用） 栀子（三钱，炒） 茵陈（三钱） 陈皮（一钱） 柴胡（一钱）

水煎服。二剂而色淡，四剂而青绿之带绝，不必过剂矣。夫逍遥散之立法也，乃解肝郁之药耳，何以治青带若斯其神与？盖湿热留于肝经，因肝气之郁也，郁则必逆，逍遥散最能解肝之郁与逆。郁逆之气既解，则湿热难留，而又益之以茵陈之利湿，栀子之清热，肝气得清，而青绿之带又何自来！此方之所以奇而效捷也。倘仅以利湿清热治青带，而置肝气于不问，安有止带之日哉！

[评注] 带下色青如绿豆汁，为青带。《诸病源候论·带下青候》："肝脏之色青，带下青者，是肝脏虚损，故带下而挟青色。"《医宗金鉴·妇科心法要诀》："带下劳伤冲与任，邪入胞中五色分，青肝黄脾白

主肺，衃血黑肾赤属心。"青为肝之色，本病多责之肝。常见由肝经湿热与肝肾虚损所致。肝色主青，肝经绕阴器，木郁不达，则湿气乘之，湿与热合，循经下注，扰于任带，遂成青带。

治疗原则：肝经湿热青带，治宜平肝、利湿、清热；肝肾阴虚青带，治宜滋补肝肾。除内治外，还要调情志，疏达肝气。

加减逍遥散是在逍遥散基础上，去当归、薄荷、白术、生姜，加陈皮、栀子、茵陈。用柴胡配白芍解肝之郁与逆，郁逆之气既解，则湿热难留；用茯苓、陈皮健脾理气利湿，引邪从小便而解；而又益之以茵陈之利湿，栀子之清热，肝气得清，而青绿之带又何自来！

青带久治不愈者，必要时，配合外治法，如外阴、阴中冲洗、阴中纳药。结合妇科检查，排除器质性疾病。

（三）黄带下

[原文] 妇人有带下而色黄者，宛如黄茶浓汁，其气腥秽，所谓黄带是也。夫黄带乃任脉之湿热也。任脉本不能容水，湿气安得而入，而化为黄带乎？不知带脉横生，通于任脉，任脉直上走于唇齿，唇齿之间，原有不断之泉，下贯于任脉以化精，使任脉无热气之绕，则口中之津液尽化为精，以入于肾矣。惟有热邪存于下焦之间，则津液不能化精，而反化湿也。夫湿者，土之气，实水之侵；热者，火之气，实木之生。水色本黑，火色本红，今湿与热合，欲化红而不能，欲返黑而不得，煎熬成汁，因变为黄色矣。此乃不从水火之化，而从湿化也。所以世之人有以黄带为脾之湿热，单去治脾而不能痊者，是不知真水、真火合成丹邪、元邪，绕于任脉、胞胎之间，而化此黔色也，单治脾何能痊乎！法宜补任脉之虚，而清肾火之炎，则庶几矣。方用易黄汤。

山药（一两，炒） 芡实（一两，炒） 黄柏（一钱，盐水炒） 车前子（一钱，酒炒） 白果（十枚，碎）

水煎。连服四剂，无不全愈。此不特治黄带方也，凡有带病者，均可治之，而治带之黄者，功更奇也。盖山药、芡实专补任脉之虚，又能利水，加白果引入任脉之中，更为便捷，所以奏功之速也。至于用黄柏清肾中之火也，肾与任脉相通以相济，解肾中之火，即解任脉之热矣。

[评注] "带下而色黄者，宛如黄茶浓汁，其气腥秽，所谓黄带是

也。夫黄带乃任脉之湿热也。"言简意赅，描述了黄带的性状、气味，并道出黄带的病机所在为任脉之湿热。临床上黄带乃常见带下病之一，较之白带更能引起病人的注意而寻医诊治。常见有湿热内蕴及湿毒蕴结。湿热黄带，多由脾失健运，湿浊蕴结，久而化热，湿热下注，伤及任带。湿毒黄带，因湿毒秽浊之邪，乘经行、产后之虚，直伤胞脉、任带而致。

治疗以清化湿热为主，俾湿去热除，则黄带自愈。湿热黄带，治当祛湿清热；湿毒黄带，治宜清热解毒，化湿止带。

易黄汤，傅青主可谓独具匠心，用山药、芡实健脾益肾补任脉，白果引药入任脉，黄柏清热利湿，车前子利湿引邪从小便而解。用药精简，配伍得当，值得后学借鉴。临证若见湿毒为患，则当酌加清热解毒之品如蒲公英、苦参等。

傅青主于篇尾还指出，"此不特治黄带方也，凡有带病者，均可治之，而治带之黄者，功更奇也。"故本方可作为带下病治疗的基本方，再随证加减。

黄带应与阴疮鉴别，阴疮阴户红肿热痛，或有结块，破溃时排出脓性液体。而黄带出自阴道。

（四）黑带下

[原文] 妇人有带下而色黑者，甚则如黑豆汁，其气亦腥，所谓黑带也。夫黑带者，火热之极也。或疑火色本红，何以成黑？谓为下寒之极或有之。殊不知火极似水，乃假象也。其症必腹中疼痛，小便时如刀刺，阴门必发肿，面色必发红，日久必黄瘦，饮食必兼人，口中必热渴，饮以凉水，少觉宽快。此胃火太旺，与命门、膀胱、三焦之火合而熬煎，所以熬干而变为炭色，断是火热之极之变，而非少有寒气也。此等之症，不致发狂者，全赖肾水与肺金无病，其生生不息之气，润心济肾以救之耳，所以但成黑带之症，是火结于下而不炎于上也。治法惟以泄火为主，火热退而湿自除矣。方用利火汤。

大黄（三钱） 白术（五钱，土炒） 茯苓（三钱） 车前子（三钱，酒炒） 石膏（五钱，煅） 黄连（三钱） 栀子（三钱，炒） 知母（二钱） 王不留行（三钱） 刘寄奴（三钱）

水煎服。一剂小便疼止而通利,二剂黑带变为白,三剂白亦少减,再三剂全愈矣。或谓此方过于迅利,殊不知火盛之时,用不得依违之法,譬如救火之焚,而少为迟缓,则火势延燃,不尽不止。今用黄连、石膏、栀子、知母一派凉药之品,入于大黄之中,则迅速扫除。而又得王不留行与刘寄奴之利湿甚急,则湿与热俱无停住之机。佐白术以辅土,茯苓以渗湿,车前以利水,则火退水进,便成既济之卦矣。

[评注] 带下色黯如黑豆汁,其气腥秽者,称黑带,黑带者,乃火热之极也。简明扼要地说明黑带的性状与病机要点。黑带首见《诸病源候论·带下黑候》:"肾脏之色黑,带下黑者,是肾脏虚损。故带下而挟黑。"《傅青主女科》认为:"夫黑带者,乃火热之极也……此胃火太旺,与命门、膀胱、三焦之火合而熬煎。"而《医宗金鉴·妇科心法要诀》则认为:"……色黑而清稀者,虚寒也。"可见黑带不全是火热之证。临证有虚实两端,实者多因热盛煎熬阴津而成;虚者多因肾阳虚,寒湿不化所致。热郁黑带,治宜清热泻火,利湿止带;虚寒黑带,治宜温肾固涩。

利火汤是傅青主为黑带而设的一张方子。所治除黑带外,还有腹痛、排尿痛、阴肿等症。有类似阴疮(前庭大腺脓肿)。用大黄、黄连、栀子三黄齐下,速清火热,石膏、知母直清胃热,又得王不留行与刘寄奴之利湿,茯苓以渗湿,车前以利水,引热从小便泄,则湿与热俱无停留之机。又恐苦寒之品碍胃,重用白术以辅土。由于王不留行有活血通经、下乳消痈、利尿通淋的作用,刘寄奴有破血通经、散瘀止痛的作用,故若怀有身孕者忌用王不留行与刘寄奴。

黑带临证尚需与陈旧性经血、盆腔炎性疾病、妇科恶性病证相鉴别。陈旧性经血多为经期未能及时排出之余血;盆腔炎性疾病,可见带下异常,兼有腹痛、发热等;若为子宫体、宫颈的恶性疾病,也可出现似血非血的阴道分泌物,还需借助相关检查,明辨之。

(五)赤带下

[原文] 妇人有带下而色红者,似血非血,淋沥不断,所谓赤带也。夫赤带亦湿病,湿是土之气,宜见黄白之色,今不见黄白而见赤者,火热故也。火色赤,故带下亦赤耳。惟是带脉系于腰脐之间,近乎至阴之

地，不宜有火。而今见火症，岂其路通于命门，而命门之火出而烧之耶？不知带脉通于肾，而肾气通于肝。妇人忧思伤脾，又加郁怒伤肝，于是肝经之郁火内炽，下克脾土，脾土不能运化，致湿热之气蕴于带脉之间。而肝不藏血，亦渗于带脉之内，皆由脾气受伤，运化无力，湿热之气，随气下陷，同血俱下，所以似血非血之形象，现于其色也。其实血与湿不能两分，世人以赤带属之心火，误矣。治法须清肝火而扶脾气，则庶几可愈。方用清肝止淋汤。

白芍（一两，醋炒） 当归（一两，酒炒） 生地（五钱，酒炒） 阿胶（三钱，白面炒） 粉丹皮（三钱） 黄柏（二钱） 牛膝（二钱） 香附（一钱，酒炒） 红枣（十个） 小黑豆（一两）

水煎服。一剂少止，二剂又少止，四剂全愈，十剂不再发。此方但主补肝之血，全不利脾之湿者，以赤带之为病，火重而湿轻也。夫火之所以旺者，由于血之衰，补血即足以制火。且水与血合而成赤带之症，竟不能辨其是湿非湿，则湿亦尽化而为血矣，所以治血则湿亦除矣，又何必利湿之多事哉！此方之妙，妙在纯于治血，少加清火之味，故奏功独奇。倘一利其湿，反引火下行，转难遽效矣。或问曰：先生前言助其脾土之气，今但补其肝木之血何也？不知用芍药以平肝，则肝气得舒，肝气舒自不克土，脾不受克，则脾土自旺，是平肝正所以扶脾耳。又何必加人参、白术之品，以致累事哉！

[评注] 妇女在非经期中，阴道流出似血非血的红色黏液，且绵绵不断者，或带下红白相杂，甚至有臭秽气者，称"赤带"或"赤白带"。

赤者，红也。红者，热也。本病的产生有虚有实。实者多为湿热下注或因心肝之火内炽；虚则阴虚内热与下元虚冷。湿热赤带者，治宜舒肝、利湿、清热；心肝火炽赤带者，治宜清肝泻热；虚热赤带者，治宜滋肾清热；虚寒赤带者，治宜温肾固涩。

赤带应与月经病中漏下、经间期出血鉴别。

清肝止淋汤，此方之妙，妙在纯于治血，少加清火之味。故此方，临床上不仅用于治疗带下病，还用于月经病。方中白芍、当归、阿胶、小黑豆养血止血且补肝；生地、丹皮凉血清肝；黄柏、牛膝清利湿热；香附理气调血。配合同用，使血旺而火自抑，火退则赤带自愈。

二、傅青主论血崩

（一）血崩昏暗

[原文] 妇人有一时血崩，两目黑暗，昏晕在地，不省人事者，人莫不谓火盛动血也。然此火非实火，乃虚火耳。世人一见血崩，往往用止涩之品，虽亦能取效于一时，但不用补阴之药，则虚火易于冲击，恐随止随发，以致经年累月不能全愈者有之。是止崩之药，不可独用，必须于补阴之中行止崩之法。方用固本止崩汤。

大熟地（一两，九蒸） 白术（一两，土炒焦） 黄芪（三钱，生用） 当归（五钱，酒洗） 黑姜（二钱） 人参（三钱）

水煎服。一剂崩止，十剂不再发。倘畏药味之重而减半，则力薄而不能止。方妙在全不去止血而惟补血，又不止补血而更补气，非惟补气而更补火。盖血崩而至于黑暗昏晕，则血已尽去，仅存一线之气，以为护持，若不急补其气以生血，而先补其血而遗气，则有形之血，恐不能遽生，而无形之气，必且至尽散，此所以不先补血而先补气也。然单补气则血又不易生，单补血而不补火，则血又必凝滞，而不能随气而速生。况黑姜引血归经，是补中又有收敛之妙，所以同补气补血之药并用之耳。

[评注] 此论妇人血大崩，而致两目黑暗，昏晕在地，不省人事的危急重症。古称之为崩中，今称为崩漏。早在《素问·阴阳别论》首先指出"阴虚阳搏谓之崩"，王冰注："阴脉不足，阳脉盛搏，则内崩而血流下。"于《诸病源候论·漏下候》有"血非时而下，淋漓不断而成漏下"，于《诸病源候论·崩中候》有"忽然暴下谓之崩中"。两者表现虽不尽相同，但皆由"劳伤血气，冲任之脉虚损故也"，故后世合而为崩漏。

傅青主明示"是止崩之药，不可独用，必须于补阴之中行止崩之法。方用固本止崩汤"。故其设固本止崩汤中，重用白术，加黄芪、人参以益气固冲；重用熟地，合当归以补血养阴；妙用黑姜以温经止血。全方共奏益气补血、固冲止血之功。其治诚如《医学心悟》于补法中道："更有去血过多，成升斗者，无分寒热，皆当补益，所谓血脱者益其气，乃阳生阴长之至理。盖有形之血，不能速生，无形之气，所当急固。以无形生有形，先天造化，本如是耳。"

大出血者，临证须谨慎，详察其因，明辨是功能性或器质性疾病。本着"急则治其标，缓则治其本"的原则，大出血之时，所当救其急，以保其命为先。血止之后，当治其本，方能根治而不再发。

如何选参？有人参与西洋参等。若出现大出血之危证，应选人参，而且是以红参或高丽参为佳。人参与西洋参都有补益元气之功，但人参的益气救脱之力较强。

（二）年老血崩

[原文] 妇人有年老血崩者，其症亦与前血崩昏暗者同，人以为老妇之虚耳，谁知是不慎房帏之故乎！夫妇人至五十岁之外，天癸匮乏，原宜闭关守寨，不宜出阵战争。苟或适兴，不过草草了事，尚不至肾火大动。倘兴酣浪战，亦如少年之好合，鲜不血室大开，崩决而坠矣。方用加减当归补血汤。

当归（一两，酒洗） 黄芪（一两，生用） 三七根末（三钱） 桑叶（十四片）

水煎服。二剂而血少止，四剂不再发。然必须断欲始除根，若再犯色欲，未有不重病者也。夫补血汤乃气血两补之神剂，三七根乃止血之圣药，加入桑叶者，所以滋肾之阴，又有收敛之妙耳。但老妇阴精既亏，用此方以止其暂时之漏，实有奇功，而不可责其永远之绩者，以补精之味尚少也。服此四剂后，再增入：

熟地（一两） 白术（五钱） 山药（四钱） 麦冬（三钱） 北五味（一钱）

服百剂，则崩漏之根可尽除矣。

[评注] 年老出现血崩昏暗，年逾七七，天癸已竭，若不节房事，直伤胞宫与冲任二脉，冲任不固，则血海失约，而成崩。加味当归补血汤，是在当归补血汤基础上，加入三七末、桑叶。当归补血汤实为益气补血之剂，大失血而致昏暗不知人之时，仍需守"有形之血不能速生，无形之气所当急固"之训，应补气为先。故重用黄芪以资化源，使气旺血生；当归以补血养血；离经之血便是瘀，出血同时，瘀血同在，故当

化瘀以止血。三七根末即三七末，因三七药用是植物的干燥根和根茎，为止血之圣药；用桑叶乃取其凉血止血的功效。

然如傅青主所言，"用此方以止其暂时之漏，实有奇功，而不可责其永远之绩者，以补精之味尚少也。"血止之后，还当酌加养精补血之品，如熟地、白术、山药、麦冬、北五味等，以善其后。若出血多可酌加杭芍炭、贯众炭，以增加止血之功。

当归补血汤出自金元时期李东垣《内外伤辨惑论》所创造的益气补血方剂，由黄芪和当归两味药以5：1比例组成，具有益气生血功效。多用于治劳倦内伤，气血虚，阳浮于外之虚热证。近年来对当归补血汤的研究中，发现其具有促进造血、调节免疫功能、保护心脑血管等作用，为当归补血汤用于多种原因所致之贫血提供了科学的实验依据。而加味当归补血汤，黄芪与当归等量重用，是傅青主仿当归补血汤益气补血之义，但根据血崩之病，气随血耗，故气血双补，同时加三七、桑叶以止血。

年老之时，乃多事之秋。老妇之出血，临床上当细辨其虚实，除功能性异常出血外，尚需排除器质性疾病引起的出血。占位性疾病如子宫肌瘤、子宫腺肌病、子宫内膜癌、卵巢肿瘤、子宫颈癌等；炎症性疾病如子宫内膜息肉、宫颈炎性疾病、阴道炎性疾病；损伤性疾病如外阴、阴道、子宫颈损伤等。

（三）少妇血崩

[原文] 有少妇甫娠三月，即便血崩，而胎亦随堕，人以为挫闪受伤而致，谁知是行房不慎之过哉！夫少妇行房，亦事之常耳。何便血崩？盖因元气衰弱，事难两顾，一经房事泄精，则妊娠无所依养，遂致崩而且堕。凡妇人之气衰，即不耐久战，若贪欢久战，则必泄精太甚，气每不能摄夫血矣，况气弱而又娠，再加以久战，内外之气皆动，而血又何能固哉！其崩而堕者也，亦无怪其然也。治法自当以补气为主，而少佐以补血之品，斯为得之。方用固气汤。

人参（一两） 白术（五钱，土炒） 大熟地（五钱，九蒸） 当归（三钱，酒洗） 白茯苓（二钱） 甘草（一钱） 杜仲（三钱，炒黑） 山萸肉（二钱，蒸） 远志（一钱，去心） 五味子（十粒，炒）

水煎服。一剂而血止，连服十剂全愈。此方固气而兼补血。已去之血，可以速生，将脱之血，可以尽摄。凡气虚而崩漏者，此方最可通治，非仅治小产之崩。其最妙者，不去止血，而止血之味，含于补气之中也。

[评注] 此血崩非月经病之血崩，乃是小产之血崩。孕妇妊娠早期，由于不禁房事，伤胎动胎，冲任不固，胎失所载，而致小产血崩。治法自当以补气为主，而少佐以补血之品，斯为得之。方用固气汤。此方之义在于，"固气而兼补血。已去之血，可以速生，将脱之血，可以尽摄。"固气汤，顾名思义，重用补气之人参、白术为君，熟地、当归补血为臣，佐以杜仲、山茱萸以补肾固冲；少用茯苓、远志、五味子为使与杜仲、山茱萸合用，交通心肾。胞脉者属心而络于胞中，此方之治，如傅青主自言道："其最妙者，不去止血，而止血之味，含于补气之中也。"

妊娠期间应禁房事，尤其是妊娠早期三个月与晚期后三个月。若伤胎出血，则应详审胎元正常与否。若出血多，子宫颈口开，甚至见有组织物排出者，多为胎元已殒或胎堕不全，此往往病情危急，其治当速下胎以益母。若孕母失血过多，应急益气固脱或回阳救逆，千万不可怠慢。若孕妇虽见出血，但胎元正常，子宫颈口闭，此时当治病与安胎并举，固冲安胎。

（四）交感出血

[原文] 妇人有一交合则流血不止者，虽不至于血崩之甚，而终年累月不得愈，未免血气两伤，久则恐有血枯经闭之忧。此等之病，成于经水正来之时，贪欢交合，精冲血管也。夫精冲血管，不过一时之伤，精出宜愈，何以久而流红？不知血管最娇嫩，断不可以精伤。凡妇人受孕，必于血管已净之时，方保无虞。倘经水正旺，彼欲涌出而精射之，则欲出之血反退而缩入，既不能受精而成胎，势必至集精而化血。交感之际，淫气触动其旧日之精，则两相感召，旧精欲出，而血亦随之而出。治法须通其胞胎之气，引旧日之集精外出，而益之以补气补精之药，则血管之伤，可以补完矣。方用引精止血汤。

人参（五钱）　白术（一两，土炒）　熟地（一两，九蒸）　茯苓（三钱，去皮）　山萸肉（五钱，蒸）　黑姜（一钱）　黄柏（五分）　芥

穗（三钱） 车前子（五钱，酒炒）

水煎。连服四剂愈，十剂不再发。此方用参、术以补气，用地、萸以补精，精气既旺，则血管流通。加入茯苓、车前以利水与窍，水利则血管亦利。又加黄柏为引，直入血管之中，而引凤精出于血管之外。芥穗引败血出于血管之内，黑姜以止血管之口。一方之中，实有调停曲折之妙，故能祛旧病而除沉疴。然必须慎房帏三月，破者始不至重伤，而补者始不至重损，否则不过取目前之效耳。其慎之哉，宜寡欲。

[评注] 交感出血，其因乃缘于素曾正值经期，强行房事。直伤胞脉、冲任，精血耗损，精血与浊液相结为邪，致败血内停。交感之际，淫气触动其旧日之精，则两相感召，旧精欲出，而血亦随之而出，则出血不止。诚如《女科经纶》云："若经适来而不禁房事，则败血不出，积精相射，致有诸症。"由于瘀血内停，则胞宫不能纳精成孕。其治，必祛其凤瘀，补其气血，益其精气。方用引精止血汤。于参、术益气补血之中，佐熟地、山茱萸补肾填精，茯苓、车前以利水，引邪从小便而解，荆芥、黑姜为使，稍加黄柏，引药入血，驱邪外出，并能止血。虽配伍周全，能祛旧病而除沉疴，但还必须禁房事三月，方不至于病损加重。

妇人有一交合则流血不止者，称之为接触性出血。临床切莫大意，须排除重病恶疾。如子宫颈癌、子宫内膜癌等，或子宫颈炎性疾病、子宫颈息肉、子宫内膜炎、子宫内膜息肉、盆腔炎性疾病等病，每见有接触性出血。更重要的是节制房事，尤其是月经期间，应绝对禁止，不要图一时之快，而酿重疾。

（五）郁结血崩

[原文] 妇人有怀抱甚郁，口干舌渴，呕吐吞酸，而血下崩者。人皆以火治之，时而效，时而不效，其故何也？是不识为肝气之郁结也。夫肝主藏血，气结而血亦结，何以反至崩漏？盖肝之性急，气结则其急更甚，更急则血不能藏，故崩不免也。治法宜以开郁为主。若徒开其郁，而不知平肝，则肝气大开，肝火更炽，而血亦不能止矣。方用平肝开郁止血汤。

白芍（一两，醋炒） 白术（一两，土炒） 当归（一两，酒洗） 丹皮（三钱） 生地（三钱，酒炒） 三七根（三钱，研末） 黑芥

穗（二钱） 柴胡（一钱） 甘草（二钱）

水煎服。一剂呕吐止，二剂干渴除，四剂血崩愈。方中妙在白芍之平肝，柴胡之开郁，白术利腰脐，则血无积住之虞。荆芥通经络，则血有归还之乐。丹皮又清骨髓之热，生地复清脏腑之炎。当归、三七于补血之中，以行止血之法，自然郁结散而血崩止矣。

[评注] 郁结血崩乃因肝气郁结，郁而发热，热扰冲任，迫血妄行，血海失约，而成崩。木郁土壅，脾失健运，胃失和降，夹肝胆之气上逆，则呕吐吞酸。《素问·六元正纪大论》云"木郁达之"，肝藏血，主疏泄，性喜条达，恶抑郁，肝气郁结，则当令其条达，使其舒畅。治法宜以疏肝开郁为主，方用平肝开郁止血汤。方中重用白芍、当归以柔肝、养肝、平肝为君；柴胡配白芍以疏肝解郁；白术味苦，甘，性温，归脾、胃经，"见肝之病，知肝传脾，当先实脾"。重用白术，以健脾益气，燥湿利水，土炒能和胃止呕防肝克脾；丹皮、生地养阴，清肝之热；三七根末，黑荆芥能化瘀止血。全方合用，使肝气得舒，胃气得降，脾气得健，血海得宁，冲任和调，则崩自可止。

（六）闪跌血崩

[原文] 妇人有升高坠落，或闪挫受伤，以致恶血下流，有如血崩之状者。若以崩治，非徒无益而又害之也。盖此症之状，必手按之而疼痛，久之则面色萎黄，形容枯槁，乃是瘀血作祟，并非血崩可比。倘不知解瘀而用补涩，则瘀血内攻，疼无止时，反致新血不得生，旧血无由化，死不能悟，岂不可伤哉！治法须行血以去瘀，活血以止疼，则血自止而愈矣。方用逐瘀止血汤。

生地（一两，酒炒） 大黄（三钱） 赤芍（三钱） 丹皮（一钱） 当归尾（五钱） 枳壳（五钱，炒） 龟板（三钱，醋炙） 桃仁（十粒，泡、炒、研）

水煎服。一剂疼轻，二剂疼止，三剂血亦全止，不必再服矣。此方之妙，妙于活血之中，佐以下滞之品，故逐瘀如扫，而止血如神。或疑跌闪升坠，是由外而伤内，虽不比内伤之重，而既已血崩，则内之所伤，亦不为轻，何以只治其瘀而不顾气也？殊不知跌闪升坠，非由内伤以及外伤者比。盖本实不拨，去其标病可耳，故曰急则治其标。

[评注] 此论闪跌外伤所致血崩诊治。其诊断与治疗则不能混同于一般血崩。除下恶血之外，还有按之疼痛，及失血、疼痛面容。跌仆闪挫，胞脉损伤，瘀血内停，血不循经，冲任不固，经血失约。若不知这些都是瘀血作祟，当用解瘀而用补涩之法，则将导致瘀血内攻，瘀之不去，则疼痛不止，新血不得归经则出血不止。故闪跌血崩之治，须行血以祛瘀，活血以止疼，则血自止而愈矣。方用逐瘀止血汤。方中用当归尾、桃仁、赤芍、丹皮以活血化瘀，佐以大黄以行滞。大黄味苦，性寒，不仅能泻下攻积、泻火解毒、清泄湿热，还有活血祛瘀之功，由瘀血所致之出血性疾病如咯血、衄血、便血、尿血、蓄血经闭、产后瘀滞腹痛、癥瘕积聚、跌打损伤皆可用之；而当归，用其尾，重在活血。至于龟板，味咸、甘，性平，滋阴潜阳，补肾健骨兼补血止血，方中龟板取其补血、止血之功。全方配伍严谨，用药精巧，故有逐瘀如扫，而止血如神之效。

当归既能补血又能活血，药理研究提示，当归含有兴奋和抑制子宫平滑肌的两种成分，具有双向性作用。亦可通过直接和／或间接途径激活造血微环境中的巨噬细胞、淋巴细胞等，也可刺激肌组织，促进其产生造血调控因子，进而促进功能造血干细胞粒细胞巨噬细胞集落形成单位（CFU-GM）的增殖分化，刺激骨髓粒单系造血。无怪乎称当归为妇科圣药。

（七）血海太热血崩

[原文] 妇人有每行人道，经水即来，一如血崩。人以为胞胎有伤，触之以动其血也。谁知是子宫血海因太热而不固乎。夫子宫即在胞胎之下，而血海又在胞胎之上。血海者，冲脉也。冲脉太寒而血即亏，冲脉太热而血即沸。血崩之为病，正冲脉之太热也。然既由冲脉之热，则应常崩而无有止时，何以行人道而始来，果与肝木无恙耶？夫脾健则能摄血，肝平则能藏血。人未入房之时，君相二火，寂然不动，虽冲脉独热，而血亦不至外驰。及有人道之感，则子宫大开，君相火动，以热招热，同气相求，翕然齐动，以鼓其精房，血海泛滥，有不能止遏之势，肝欲藏之而不能，脾欲摄之而不得，故经水随交感而至，若有声应之捷，是惟火之为病也。治法必须滋阴降火，以清血海而和子宫，则终身

之病，可半载而除矣。然必绝欲三月而后可。方用清海丸。

大熟地（一斤，九蒸） 山萸（十两，蒸） 山药（十两，炒） 麦冬肉（十两） 北五味（二两，炒） 丹皮（十两） 白术（一斤，土炒） 白芍（一斤，酒炒） 龙骨（二两） 地骨皮（十两） 干桑叶（一斤） 元参（一斤） 沙参（十两） 石斛（十两）

上十四味，各为细末，合一处，炼蜜丸桐子大，早晚每服五钱，白滚水送下，半载全愈。此方补阴而无浮动之虑，缩血而无寒凉之苦。日计不足，月计有余，潜移默夺，子宫清凉，而血海自固。倘不揣其本而齐其末，徒以发灰、白矾、黄连炭、五倍子等药末，以外治其幽隐之处，山恐愈涩而愈流，终必至于败亡也。可不慎与！

[评注] 血海太热血崩，是又一篇论及因性生活引起的出血。"每行人道，经水即来，一如血崩。"人道者，男女交合之谓也。此所论之血崩，其因乃由于子宫血海太热，房事不节，淫欲过度，触动君相之火，热扰胞宫，冲任不固，肝不藏血，脾不统血，血海泛滥，则发为血崩。热者寒之，滋阴降火治其本，以清血海而和子宫。方用清海丸。重用熟地，合白芍、麦冬、元参、地骨皮、沙参、石斛等大队滋阴之品补肾养阴以清热，用山萸、山药、白术补肾健脾以摄血；妙在用龙骨以平肝潜阳，固涩止血，干桑叶以清肝明目，凉血止血。全方重在补肾、柔肝、健脾，滋养阴血，少佐固摄止血之品。

由于为慢性病，当缓治，故各为细末，合一处，炼蜜丸桐子大，早晚每服五钱，白开水送下。服用半载而能痊愈。如果不是治疗其本，而一味使用大量炭类或固涩止血药，外治其阴部，恐愈涩而愈流，必至于败亡。

此病证亦属接触性出血，要排除阴道、子宫颈、子宫器质性疾病，尤其是恶性疾患。

附：傅青主论治血崩之悟

傅青主有关"血崩"论述，全书有"血崩昏暗""年老血崩""少妇血崩""交感血出""郁结血崩""闪跌血崩""血海太热血崩"，共有七篇，方七首。笔者细观傅青主论治血崩，为其独特的不落古人窠臼的辨治思维，独创而见新义的精辟的医论，严谨的立法、制方用药之妙所折服，有感如下。

1. 重视房室不节的致病因素，强调节欲摄生

年老血崩、少妇血崩、血海太热血崩、交感血崩均由房室不节引起，"不慎房帷"导致年老血崩；"行房不慎"，致少妇血崩；"经水正来之时，贪欢交合"，则成交感血出；"人道之感，君相火动"，致血海太热血崩。"然必须断欲始除根，若再犯色欲，未有不重病者也。"即使治愈血崩，还一再强调，节制房事，"然必须慎房帏三月，破者始不至重伤，而补者始不至重损，否则不过取目前之效耳。其慎之哉！宜寡欲。"

2. 审因论治，标本兼顾

同为血崩，其因各异，故当审因论治。有补阴之中行止崩之法的，如为血崩昏暗而设的固本止崩汤；同为房事不节导致的血崩，治年老血崩用加减当归补血汤以益气固冲止崩；少妇血崩用补气摄血止崩之固气汤；交感出血者，用引精止血汤；若由怀胞甚郁的郁结血崩者，用平肝开郁汤，以平其肝，开其郁，自然郁结散，而血崩止；因瘀血作祟的闪跌血崩则用逐瘀止血汤，行血以祛瘀，活血以止痛；血海太热血崩，方用清海丸以滋阴降火，清热止血。

3. 配伍严谨，药专方简

治崩七方，除了清海丸用药 14 味之外，其余六方用药均在 4～10 味以内。可谓配伍严谨，药专效宏，用药频次依次是地黄（生熟地共 6 次）、白术（5 次）、当归（5 次，含 1 次用当归尾）、人参（3 次）、山茱萸（3 次）、丹皮（3 次）、黄芪（2 次）、三七（2 次）、五味子（2 次）、桑叶（2 次）、荆芥（2 次）、黑姜（2 次）、茯苓（2 次）、芍药（2 次，赤白芍各 1 次）。

用药上善用熟地、白术、当归。"经水出诸肾"，肝藏血，脾统血、生血。血崩之人必失血，故当顾其本，益其源。对于因瘀血作祟而致血

崩，则大胆使用归尾，通因通用。配伍上每补气药与补血药相伍，养血药与理气药相伍，活血药与理气药相伍，以气血双补、调理冲任血海为核心，根据寒热虚实灵活加减。

4. 不专止涩，寓止于引

虽言血崩，但不轻用涩血之药。血崩，乃血之离经，若过用固涩止血，则可留瘀。故傅青主不是见血止血，而是治病务求其本，用药每用止血而不留瘀。如用三七研末，补血之中行止血法；若为热瘀则用大黄泻热逐瘀以止崩；或以贯众炭、桑叶凉血止血；更善用黑荆芥、黑姜，引药入血分，引血归经。

5. 补气摄血，益气固崩

傅青主于固本止崩汤中重用白术、人参、黄芪以补气固崩；加减当归补血汤重用黄芪以益气摄血；固气汤、引精止血汤中更是重用人参配白术以补气中之行止血之法；或独用人参，以固无形之气而止血。真正践行"有形之血不能速生，无形之气所当急固"的大出血治疗用药特点。

三、傅青主论调经

（一）经水先期

[原文] 妇人有先期经来者，其经甚多，人以为血热之极也，谁知是肾中水火太旺乎。夫火太旺则血热，水太旺则血多，此有余之病，非不足之症也。似宜不药有喜。但过于有余，则子宫太热，亦难受孕，更恐有烁干男精之虑。过者损之，谓非既济之道乎！然而火不可任其有余，而水断不可使之不足。治之法但少清其热，不必泄其水也。方用清经散。

丹皮（三钱） 地骨皮（五钱） 白芍（三钱，酒炒） 大熟地（三钱，九蒸） 青蒿（二钱） 白茯苓（一钱） 黄柏（五分，盐水浸炒）

水煎服。二剂而火自平。此方虽是清火之品，然仍是滋水之味，火泄而水不与俱泄，损而益也。

又有先期经来只一二点者，人以为血热之极也，谁知肾中火旺而阴水亏乎！夫同是先期之来，何以分虚实之异？盖妇人之经最难调，苟不分别细微，用药鲜克有效。先期者火气之冲，多寡者水气之验，故先期而来多者，火热而水有余也；先期而来少者，火热而水不足也。倘一见先期之来，俱以为有余之热，但泄火而不补水，或水火两泄之，有不更增其病者乎！治之法不必泄火，只专补水，水既足而火自消矣，亦既济之道也。方用两地汤。

大生地（一两，酒炒）　元参（一两）　白芍药（五钱，酒炒）　麦冬肉（五钱）　地骨皮（三钱）　阿胶（三钱）

水煎服。四剂而经调矣。此方之用地骨、生地，能清骨中之热。骨中之热，由于肾经之热，清其骨髓，则肾气自清，而又不损伤胃气，此治之巧也。况所用诸药，又纯是补水之味，水盛而火自平理也。此条与上条参观，断无误治先期之病矣。

[评注]傅青主为月经先期而至设了两个方子，并详论其治，以示后人。月经贵乎如期，经水出诸肾，肾阴阳平衡，气血和调，血海藏泄有时，月经则以时下。血得热则行，若肾中火旺，阴阳失调，热迫血妄行，冲任不固，月经则先期而至。

然为何傅青主要设两个方子，之所以合而论之，诚如傅青主文中所言："此条与上条参观，断无误治先期之病矣。"清经散、两地汤，虽均可治疗月经先期而至之血热型，但热有虚热、实热之别。临床如何鉴别？"先期者火气之冲，多寡者水气之验，故先期而来多者，火热而水有余也；先期而来少者，火热而水不足也。"实为辨证点睛之笔。实热者，先期而至，经量多；若为虚热之月经先期，则经量少，甚至一二点者，即点滴而下。

清经散所治为"夫火太旺则血热，水太旺则血多，此有余之病"，则以补水之中，少清其热；两地汤证"谁知肾中火旺而阴水亏乎"，故"所用诸药，又纯是补水之味，水盛而火自平理也"。这就是傅青主匠心所在。

（二）经水后期

[原文]妇人有经水后期而来多者，人以为血虚之病也，谁知非血

虚乎！盖后期之多少，实有不同，不可执一而论。盖后期而来少，血寒而不足；后期而来多，血寒而有余。夫经本于肾，而其流五脏六腑之血皆归之，故经来而诸经之血尽来附益，以经水行而门启不遑迅闯，诸经之血乘其隙而皆出也，但既出血矣，则成不足。治法宜于补中温散之，不得曰：后期者俱不足也。方用温经摄血汤。

大熟地（一两，九蒸） 白芍（一两，酒炒） 川芎（五钱，酒洗） 白术（五钱，土炒） 五味子（三分） 柴胡（五分） 续断（一钱） 肉桂（五分，去粗，研）

水煎服。三剂而经调矣。此方大补肝、肾、脾之精与血，加肉桂以祛其寒，柴胡以解其郁，是补中有散，而散不耗气；补中有泄，而泄不损阴，所以补之有益，而温之收功，此调经之妙药也，而摄血之仙丹也。凡经来后期者，俱可用。倘元气不足，加人参一二钱亦可。

[评注] 月经推迟 7 天以上，或 3～5 个月一行者，称之为经水后期，亦称月经后期。导致月经后期而至的，有虚有实。虚者多因血海空虚，冲任失养；或因肾虚，精血亏虚，冲任不充，血海不能按时满盈；实者，可由感寒，寒凝血脉，冲任凝滞，血海迟满。或因阳虚内寒，脏腑失于温煦，经血不化，冲任亏虚。或因瘀血内停，冲任瘀滞，血海受阻，经血不以时下而成。

临床上如何辨别虚实？傅青主明示云："盖后期而来少，血寒而不足；后期而来多，血寒而有余。"以月经量之多少为虚实之验。温经摄血汤，此方重用熟地、白芍、白术以大补肝、肾、脾之精与血，加肉桂以祛其寒；少佐柴胡以疏肝解郁；五味子配白芍以助酸收之功。全方合之，补中有散，补中有温，冲任通盛，子宫开阖有序，月事则以时下。

（三）经水先后无定期

[原文] 妇人有经来断续，或前或后无定期。人以为气血之虚也，谁知是肝气之郁结乎。夫经水出诸肾，而肝为肾之子，肝郁则肾亦郁矣；肾郁而气必不宣，前后之或断或续，正肾之或通或闭耳；或曰肝气郁而肾气不应，未必至于如此。殊不知子母关切，子病而母必有顾复之情，肝郁而肾不无缱绻之谊，肝气之或开或闭，即肾气之或去或留，相因而致，又何疑焉。治法宜舒肝之郁，即开肾之郁也，肝肾之郁既开，

而经水自有一定之期矣。方用定经汤。

菟丝子（一两，酒炒）　白芍（一两，酒炒）　当归（一两，酒洗）　大熟地（五钱，九蒸）　山药（五钱，炒）　白茯苓（三钱）　芥穗（二钱，炒黑）　柴胡（五分）

水煎服。二剂而经水净，四剂而经期定矣。此方舒肝肾之气，非通经之药也；补肝肾之精，非利水之品也。肝肾之气舒而精通，肝肾之精旺而水利，不治之治，正妙于治也。

[评注] 月经或前或后无定期，责之肝肾。肝藏血，主疏泄，性喜条达，恶抑郁。肝脉绕阴器及于宗筋曲骨穴与冲任相交会；肾藏精，主封藏。精血同源，肝肾同居下焦，为母子之脏，故有乙癸同源之说。肝主疏泄，肾主封藏，一开一合，主司子宫的开合藏泄，共同维持着月经的期与量。子宫开合有度，藏泄有序，则经候如期。若肝气郁结，肾失封藏，冲任失调，胞宫蓄溢失常，则月经或前或后无定期而至。方用定经汤，药用白芍、柴胡、当归，疏肝养肝，解肝之郁。菟丝子、怀山药、熟地补肾填精。黑荆芥穗助柴胡疏肝解郁，并能引药入血分。全方共奏疏肝解郁、补肾调经之功。

（四）经水数月一行

[原文] 妇人有数月一行经者，每以为常，亦无或先或后之异，亦无或多或少之殊。人莫不以为异，而不知非异也。盖无病之人，血气两不亏损耳。夫气血既不亏损，何以数月而一行经也？妇人之中，亦有天生仙骨者，经水必一季一行。盖以季为数，而不以月为盈虚也。真气内藏，则坎中之真阳不损，倘加以炼形之法，一年之内，便易飞腾。无如世人不知，见经水不应月来，误认为病，妄用药饵，本无病而治之成病，是治反不如其不治也。山闻异人之教，特为阐扬，使世人见此等行经，不必妄行治疗，万勿疑为气血之不足，而轻一试也。虽然天生仙骨之妇人，世固不少，而嗜欲损夭之人，亦复甚多，又不可不立一疗救之方以辅之，方名助仙丹。

白茯苓（五钱）　陈皮（五钱）　白术（三钱，土炒）　白芍（三钱，酒炒）　山药（三钱，炒）　菟丝子（二钱，酒炒）　杜仲（一钱，炒黑）　甘草（一钱）

河水煎服。四剂而仍如其旧，不可再服也。此方平补之中，实有妙理。健脾益肾而不滞，解郁清痰而不泄，不损天然之气血，便是调经之大法，何得用他药以冀通经哉！

[评注] 经水数月一行，若于初潮一年内，肾气未充，尚可见之。若初潮一年以上，仍不以时下，数月一行者，当引以为重视。当先排除子宫先天发育不良，或合并其他病证，如多囊卵巢综合征。若为产后大出血者，该转经时，见数月不行，则应排除血枯（希恩综合征）等。

（五）年老经水复行

[原文] 妇人有年五十外或六七十岁忽然行经者，或下紫血块，或如红血淋。人或谓老妇行经，是还少之象，谁知是血崩之渐乎。夫妇人至七七之外，天癸已竭，又不服济阴补阳之药，如何能精满化经，一如少妇。然经不宜行而行者，乃肝不藏、脾不统之故也。非精过泄，而动命门之火，即气郁甚，而发龙雷之炎，二火交发，而血乃奔矣，有似行经而实非经也。此等之症，非大补肝脾之气与血，而血安能骤止。方用安老汤。

人参（一两） 黄芪（一两，生用） 大熟地（一两，九蒸） 白术（五钱，土炒） 当归（五钱，酒洗） 山萸（五钱，蒸） 阿胶（一钱，蛤粉炒） 黑芥穗（一钱） 甘草（一钱） 香附（五分，酒炒） 木耳炭（一钱）

水煎服。一剂减，二剂尤减，四剂全减，十剂愈。此方补益肝脾之气，气足自能生血而摄血。尤妙大补肾水，水足而肝气自舒，肝舒而脾自得养，肝藏之而脾统之，又安有泄漏者，又何虑其血崩哉！

[评注] 年老经水复行，是指老年妇女，绝经后又出现的阴道出血。"未服济阴补阳之药"又出现阴道出血者，绝不是返老还少之象，而常常是不良之征。临床上当结合局部（阴道、子宫颈、宫体）及全身脉症，细察其因。排除宫颈癌、子宫内膜癌、卵巢癌等恶疾，或子宫肌瘤、子宫颈息肉等器质性疾病。

安老汤治疗肝不藏血、脾不统血所引起的功能失调性年老经水复行。方中重用人参（一两）、黄芪（一两）、白术以健脾固气止血；大熟地（一两）、当归、山萸以补肾养血；阿胶补血止血；香附疏肝解郁；

黑荆芥、木耳炭止血引血归经；甘草调和诸药。

（六）经水忽来忽断时疼时止

[原文] 妇人有经水忽来忽断，时疼时止，寒热往来者。人以为血之凝也，谁知是肝气不舒乎。夫肝属木而藏血，最恶风寒。妇人当行经之际，腠理大开，适逢风之吹，寒之袭，肝气为之闭塞，而经水之道路亦随之而俱闭。由是腠理经络，各皆不宣，而寒热之作，由是而起。其气行于阳分则生热，其气行于阴分则生寒，然此犹感之轻者也。倘外感之风寒更甚，则内应之热气益深，往往有热入血室，而变为如狂之症，一似遇鬼之状者。若但往来寒热，是风寒未甚而热未深耳。治法宜补肝中之血，通其郁而散其风，则病随手而效，所谓治风先治血，血和风自灭。此其一也。方用加味四物汤。

大熟地（一两，九蒸）　白芍（五钱，酒炒）　当归（五钱，酒洗）　川芎（三钱，酒洗）　白术（五钱，土炒）　粉丹皮（三钱）　元胡（一钱，酒炒）　甘草（一钱）　柴胡（一钱）

水煎服。此方用四物以滋脾胃之阴血；用柴胡、白芍、丹皮以宣肝经之风郁；用甘草、白术、元胡以利腰脐而和腹疼，入于表里之间，通乎经络之内。用之得宜，自奏功如响也。

[评注] 经水忽来忽断，时疼时止，寒热往来。缘于经行之际，气血骤虚，感受风寒，两虚相得，乃客其形。阴阳失调，邪在半表半里，出于阳分则身热，入于阴分则畏寒。若感邪重者，则有如热入血室，而如狂证。由于肝属木，其气主风，故其治宜补肝中之血，通其郁而散风，用四物汤以补血养肝。柴胡配白芍、丹皮以疏肝解郁，散其风；白术以健脾益气；元胡（延胡索）、甘草以缓急止痛。诸药合用则"所谓治风先治血，血和风自灭"。药证合拍，入于表里，通于经络之内，调和气血，阴平阳秘，诸症可除。

（七）经水未来腹先疼

[原文] 妇人有经前腹疼数日，而后经水行者，其经来多是紫黑块，人以为寒极而然也，谁知是热极而火不化乎。夫肝属木，其中有火，舒则通畅，郁则不扬。经欲行而肝不应，则抑拂其气而疼生。然经满则不能内藏，而肝中之郁火焚烧，内逼经出，则其火亦因之而怒泄。其紫黑

者，水火两战之象也。其成块者，火煎成形之状也。经失其为经者，正郁火内夺其权耳。治法似宜大泄肝中之火。然泄肝之火，而不解肝之郁，则热之标可去，而热之本未除也，其何能益！方用宣郁通经汤。

白芍（五钱，酒炒） 当归（五钱，酒洗） 丹皮（五钱） 山栀子（三钱，炒） 白芥子（二钱，炒研） 柴胡（一钱） 香附（一钱，酒炒） 川郁金（一钱，醋炒） 黄芩（一钱，酒炒） 生甘草（一钱）

水煎服。连服四剂，下月断不先腹疼而后行经矣。此方补肝之血而解肝之郁，利肝之气而降肝火，所以奏功之速。

[评注] 宣郁通经汤，顾名思义，其所治当体内有郁，经不畅者也。再观其篇名"经水未来腹先疼""其经来多是紫黑块"，一语中的，点出本篇所言之主症。痛在经前多为实证，而且经来多是紫黑块，当为有瘀。肝气抑郁，气滞血瘀，冲任阻滞，血海瘀滞，不通则痛。经前血海气实血盛，易于瘀滞，两因相感，瘀滞乃成，故经水未来腹先痛，瘀火煎熬，则经下后多为瘀血块。方用白芍、柴胡疏肝解郁为君；取当归、川郁金、香附补血活血、化瘀止痛为臣；佐丹皮、栀子、黄芩疏肝清热；使白芥子辛散温通，通络、消肿、散结、止痛。甘草调和诸药。全方共奏补肝血，解肝郁，利肝气，降肝火，散结止痛之功。

（八）行经后少腹疼痛

[原文] 妇人有少腹疼于行经之后者，人以为气血之虚也，谁知是肾气之涸乎。夫经水者，乃天一之真水也，满则溢而虚则闭，亦其常耳。何以虚能作疼哉？盖肾水一虚则水不能生木，而肝木必克脾土，木土相争，则气必逆，故尔作疼。治法必须以舒肝气为主，而益之以补肾之味，则水足而肝气益安，肝气安而逆气自顺，又何疼痛之有哉！方用调肝汤。

山药（五钱，炒） 阿胶（三钱，白面炒） 当归（三钱，酒洗） 白芍（三钱，酒炒） 山萸肉（三钱，蒸熟） 巴戟（一钱，盐水浸） 甘草（一钱）

水煎服。此方平调肝气，既能转逆气，又善止郁疼。经后之症，以此方调理最佳。不特治经后腹疼之症也。

[评注] 行经后少腹疼痛与前论在疼痛的发作时间不同。疼痛于月

经后者多为虚性疼痛。调肝汤名曰调肝，实乃于补肾之中调肝，适用于肾虚肝郁之痛经。肾精亏虚，水不能生木，肝藏不足，肝木之气逆，冲任失养，血海空虚，不荣则痛。经后血海空虚，疼痛复作。方中以山萸肉、山药、巴戟天补益肝肾；当归、白芍、阿胶、甘草补血养肝，缓急止痛。山萸肉其味酸涩性微温，归肝肾经，主要功效是补益肝肾、收涩固脱；巴戟天味辛、甘，性微温，归肾、肝，补肾阳，强筋骨，祛风湿；山药味甘，性温、平，无毒，益肾气，健脾胃；阿胶，性平，味甘，入肺、肝、肾经，补血滋阴，润燥、止血。甘草配白芍，有仲景芍药甘草汤酸甘柔肝、缓急止痛之意。

（九）经前腹疼吐血

[原文] 妇人有经未行之前一二日忽然腹疼而吐血，人以为火热之极也，谁知是肝气之逆乎！夫肝之性最急，宜顺不宜逆。顺则气安，逆则气动。血随气为行止，气安则血安，气动则血动，亦勿怪其然也。或谓经逆在肾不在肝，何以随血妄行，竟至从口上出也，是肝不藏血之故乎？抑肾不纳气而然乎？殊不知少阴之火急如奔马，得肝火直冲而上，其势最捷，反经而为血，亦至便也，正不必肝不藏血，始成吐血之症。但此等吐血与各经之吐血有不同者，盖各经之吐血，由内伤而成；经逆而吐血，乃内溢而激之使然也。其症有绝异，而其气逆则一也。治法似宜平肝以顺气，而不必益精以补肾矣。虽然，经逆而吐血，虽不大损夫血，而反复颠倒，未免太伤肾气，必须于补肾之中，用顺气之法，始为得当。方用顺经汤。

当归（五钱，酒洗）　大熟地（五钱，九蒸）　白芍（二钱，酒炒）　丹皮（五钱）　白茯苓（三钱）　沙参（三钱）　黑芥穗（三钱）

水煎服。一剂而吐血止，二剂而经顺，十剂不再发。此方于补肾调经之中，而用引血归经之品，是和血之法，实寓顺气之法也。肝不逆而肾气自顺，肾气既顺，又何经逆之有哉！

[评注] 月经前后或正值经期，出现吐血或衄血者，今称之为经行吐衄，又称之为逆经，倒经。傅青主称之为经逆。虽说是肝气之气逆，血随气动而妄行。殊不知冲脉隶属于阳明而附于肝，肝经郁火，经期冲脉之气较甚，冲气挟肝火上逆，伤及胃络，迫血上溢而吐血。肝郁气

逆，冲任阻滞，壅塞胞宫，气血运行不畅，不通则痛，故伴腹痛。治法宜平肝以顺气，方用顺经汤。用熟地、当归、白芍补肾养血以平肝，沙参养阴清热，润肺化痰，益胃生津；丹皮凉血止血；茯苓健脾益气，利湿，引邪从小便而解；荆芥穗炒黑入血分，引血归经并能止血。

经行腹痛伴吐血，首先要排除如子宫内膜异位症。除此之外还要排除其他脏器器质性疾病，如肺结核、肺癌、胃溃疡、食管炎、胃癌、食管癌以及鼻咽部疾病等可引起吐血、衄血，以免贻误病情。

（十）经水将来脐下先疼痛

[原文] 妇人有经水将来三五日前而脐下作疼，状如刀刺者，或寒热交作，所下如黑豆汁，人莫不以为血热之极，谁知是下焦寒湿相争之故乎！夫寒湿乃邪气也。妇人有冲任之脉，居于下焦。冲为血海，任主胞胎，为血室，均喜正气相通，最恶邪气相犯。经水由二经而外出，而寒湿满二经而内乱，两相争而作疼痛，邪愈盛而正气日衰。寒气生浊，而下如豆汁之黑者，见北方寒水之象也。治法利其湿而温其寒，使冲任无邪气之乱，脐下自无疼痛之疾矣。方用温脐化湿汤。

白术（一两，土炒） 白茯苓（三钱） 山药（五钱，炒） 巴戟肉（五钱，盐水浸） 扁豆（三钱，炒，捣） 白果（十枚，捣碎） 建莲子（三十枚，不去心）

水煎服。然必须经未来前十日服之。四剂而邪气去，经水调，兼可种子。此方君白术以利腰脐之气，用巴戟、白果以通任脉，扁豆、山药、莲子以卫冲脉，所以寒湿扫除而经水自调，可受妊矣。倘疑腹疼为热疾，妄用寒凉，则冲任虚冷，血海变为冰海，血室反成冰室，无论难于生育，而疼痛之止，又安有日哉！

[评注] 又是一经前腹痛，疼痛剧烈，状如刀刺，而且伴有寒热时作，所下如黑豆汁。傅青主认为是由下焦寒湿所致。冲为血海，任主胞胎，带脉络胞而过。寒湿内侵，伤及冲任带脉，冲任凝滞，血海气血运行不畅，不通则痛。治法利其湿，而温其寒。方用温脐化湿汤，傅青主已详解此方各药之用，此不赘述。值得一提的是冲、任、带奇经用药，乃是傅氏一大贡献。

然而何为腰脐之气？腰脐之气在书中傅青主多次提到。笔者认为，腰脐之气当为任带之气。因带脉绕腰一周,络胞而过。《奇经八脉考》:"带之为病,腹满,腰溶溶如坐水中。"与本文所指相符,寒湿下注,扰于任带,除经水将来,脐下作痛,经下如黑豆汁外,应当还有腰脐以下冷,重着感等寒湿引起的症状。白术健脾益气祛湿,又利腰脐;配山药、白果以通任脉,卫冲脉。诸药合用,利其湿,温其寒,使冲、任、带无邪气之乱,脐下自无疼痛。

(十一) 经水过多

[原文] 妇人有经水过多,行后复行,面色萎黄,身体倦怠,而困乏愈甚者。人以为血热有余之故,谁知是血虚而不归经乎。夫血旺始经多,血虚当经缩。今日血虚而反经多,是何言与?殊不知血归于经,虽旺而经亦不多;血不归经,虽衰而经亦不少,世之人见经水过多,谓是血之旺也,此治之所以多错耳。倘经多果是血旺,自是健壮之体,须当一行即止,精力如常,何至一行后而再行,而困乏无力耶?惟经多是血之虚,故再行而不胜其困乏,血损精散,骨中髓空,所以不能色华于面也。治法宜大补血而引之归经,又安有行后复行之病哉!方用加减四物汤。

大熟地(一两,九蒸) 白芍(三钱,酒炒) 当归(五钱,酒洗) 川芎(二钱,酒洗) 白术(五钱,土炒) 黑芥穗(三钱) 山萸(三钱,蒸) 续断(一钱) 甘草(一钱)

水煎服。四剂而血归经矣。十剂之后,加人参三钱,再服十剂,下月行经,适可而止矣。夫四物汤乃补血之神品,加白术、荆芥,补中有利;加山萸、续断,止中有行;加甘草以调和诸品,使之各得其宜,所以血足而归经,归经而血自静矣。

[评注] 此篇虽言"经水过多",然不单指月经过多,看官当细阅。除指月经量多外,还有血止后复行的不规则阴道出血,伴有倦怠、困乏兼症。其所论,当属今之崩漏者。如张景岳《景岳全书·妇人规》:"崩漏不止,经乱之甚也。盖乱则或前或后,漏则不时妄行,由漏而淋,由淋而崩,总因血病。"

审证求因,此证除经多之外还伴倦怠、困乏、面色萎黄之兼症。气随血失,故当补血益气,经水出诸肾。故其治于补血之中,健脾益气统其血,补肾填精以固月经之本。少佐荆芥炭入血分,引血归经。

四物汤，傅青主谓之为补血神剂，随症加减，症不同，四味药物用量亦有增减。

（十二）经前泄水

[原文] 妇人有经未来之前，泄水三日，而后行经者。人以为血旺之故，谁知是脾气之虚乎。夫脾统血，脾虚则不能摄血矣。且脾属湿土，脾虚则土不实，土不实而湿更甚，所以经水将动，而脾先不固。脾经所统之血，欲流注于血海，而湿气乘之，所以先泄水而后行经也。调经之法，不在先治其水，而在先治其血。抑不在先治其血，而在先补其气。盖气旺而血自能生，抑气旺而湿自能除，且气旺而经自能调矣。方用健固汤。

人参（五钱） 白茯苓（三钱） 白术（一两，土炒） 巴戟（五钱，盐水浸） 薏苡仁（三钱，炒）

水煎。连服十剂，经前不泄水矣。此方补脾气以固脾血，则血摄于气之中，脾气日盛，自能运化其湿，湿既化为乌有，自然经水调和，又何至经前泄水哉！

[评注] 经前泄水，一般会理解为：月经前腹泻。但也有让人生疑之处，因"先泄水而后行经"，似乎同一而出。傅青主于篇中并没有明示，那水从何而泄？是前阴，还是后阴？前阴还有阴道及尿道之分。但从"谁知是脾气之虚乎"一言，应该是指月经来前腹泻。脾主运化，为气血生化之源。脾气健运，气血水湿各循其道。素体脾虚，脾气虚，则运化乏力，水湿内停。经行前后，脾气益虚，胞宫开启以排经，脾气下陷，水湿走于肠间，则成经行泄水、腹泻。

故其治以补脾气，利水湿，方用健固汤。脾气主升，重用白术健脾补气，人参益气升举；茯苓、薏苡仁健脾益气、利湿，引邪从小便而解；巴戟天味辛甘，性温，归肝、肾经，具有补益肾阳、强壮筋骨、祛除风湿的作用。

临床上每见一来月经就腹泻者不乏其人，多数为脾虚之体，或肝郁脾虚，或有兼感外邪。陈素庵认为："经正行气忽病泄泻，乃脾虚。亦有外感风冷、内伤饮食而致脾气不实者。虚者补之，风冷所感则温之，饮食所伤则消之，宜服运脾饮。"药用香附、半夏、厚朴、陈皮、草豆蔻温中运脾；苍术祛风散寒，逐湿发汗；山楂、神曲消食宽中；茯苓、泽泻、甘草利水止泻。并嘱："当审症酌治，不可执经行为虚，而骤致峻补也。"

（十三）经前大便下血

[原文] 妇人有行经之前一日大便先出血者，人以为血崩之症，谁知是经流于大肠乎。夫大肠与行经之路，各有分别，何以能入乎其中？不知胞胎之系，上通心而下通肾，心肾不交，则胞胎之血，两无所归，而心肾二经之气，不来照摄，听其自便，所以血不走小肠而走大肠也。治法若单止大肠之血，则愈止而愈多。若击动三焦之气，则更拂乱而不可止。盖经水之妄行，原因心肾之不交，今不使水火之既济，而徒治其胞胎，则胞胎之气无所归，而血安有归经之日？故必大补其心与肾，使心肾之气交，而胞胎之气自不散，则大肠之血自不妄行，而经自顺矣。方用顺经两安汤。

当归（五钱，酒洗） 白芍（五钱，酒炒） 大熟地（五钱，九蒸） 山萸肉（二钱，蒸） 人参（三钱） 白术（五钱，土炒） 麦冬（五钱，去心） 黑芥穗（二钱） 巴戟肉（一钱，盐水浸） 升麻（四分）

水煎服。二剂大肠血止，而经从前阴出矣；三剂经止，而兼可受妊矣。此方乃大补心肝肾三经之药，全不去顾胞胎，而胞胎有所归者，以心肾之气交也。盖心肾虚则其气两分，心肾足则其气两合。心与肾不离，而胞胎之气听命于二经之摄，又安有妄动之形哉。然则心肾不交，补心肾可也，又何兼补夫肝木耶？不知肝乃肾之子、心之母也，补肝则肝气往来于心肾之间，自然上引心而下入于肾，下引肾而上入于心，不啻介绍之助也。此使心肾相交之一大法门，不特调经而然也，学者其深思诸。

[评注] 经前大便下血，指的是伴随月经周期，经行之前则出现大便出血。月经行于前阴阴道，而行经之前一日先大便出血，非一道也。然与月经又何关？傅青主认为是"心肾不交，则胞胎之血，两无所归"。因为"胞络者系于肾"，"肾主二阴"，"胞脉者，属心而络于胞中"，心肾不交，二阴失主，胞脉不固，血失制约，经血妄行于大肠，而成经行前大便下血。

治疗当交通心肾，方用顺经两安汤。方中用当归、白芍、熟地补血养肝；山茱萸、巴戟肉补肾益精；人参、白术、麦冬益气养心；少佐黑芥穗以引药入血分；取升麻味辛、甘、微寒，归肺、脾、大肠、胃经，引药入大肠。此方乃大补心肝肾三经之药，少佐引经药。

傅青主用顺经两安汤，心肝肾三经同治。其妙在于认为"肝乃肾之子、心之母也，补肝则肝气往来于心肾之间，自然上引心而下入于肾，下引肾而上入于心"，实为匠心独具。而补血汤之设，也是未雨绸缪之举。若下血过多，血不养肝，肝气不舒，久郁伤脾，脾伤不能统血，经血失约，则会加重病情，故特加多味炭类药以加强止血功用。

此论经前大便下血一病，于临床上当排除能引起大便出血的其他疾病，如妇科病中的子宫内膜异位症引起的直肠子宫内膜异位症，临床易与直肠、乙状结肠癌肿混淆，故当引为重视。还有肛肠疾病如：肛裂、痔疮、肛肠息肉等。

（十四）年未老经水断

[原文] 经云：女子七七而天癸绝。有年未至七七而经水先断者，人以为血枯经闭也，谁知是心肝脾之气郁乎。使其血枯，安能久延于人世。医见其经水不行，妄谓之血枯耳，其实非血之枯，乃经之闭也。且经原非血也，乃天一之水，出自肾中，是至阴之精而有至阳之气，故其色赤红似血，而实非血，所以谓之天癸。世人以经为血，此千古之误，牢不可破。倘果是血，何不名之曰血水，而曰经水乎？古昔圣贤创乎经水之名者，原以水出于肾，乃癸水之化，故以名之。无如世人沿袭而不深思其旨，皆以血视之。然则经水早断，似乎肾水衰涸，吾以为心肝脾气之郁者。盖以肾水之生，原不由于心肝脾；而肾水之化，实有关于心肝脾。使水位之下无土气以承之，则水溢灭火，肾气不能化；火位之下无水气以承之，则火炎铄金，肾气无所生；木位之下无金气以承之，则木妄破土，肾气无以成。倘心肝脾有一经之郁，则其气不能入于肾中，肾之气即郁而不宣矣。况心肝脾俱郁，即肾气真足而无亏，尚有茹而难吐之势。矧肾气本虚，又何能盈满而化经水外泄耶！经曰亢则害，此之谓也。此经之所以闭塞，有似乎血枯，而实非血枯耳。治法必须散心肝脾之郁，而大补其肾水，仍大补其心肝脾之气，则精溢而经水自通矣。

方用益经汤。

大熟地（一两，九蒸）　白术（一两，土炒）　山药（五钱，炒）
当归（五钱，酒洗）　白芍（三钱，酒炒）　生枣仁（三钱，捣碎）
丹皮（二钱）　沙参（三钱）　柴胡（一钱）　杜仲（一钱，炒黑）　人参
（二钱）

水煎。连服八剂而经通矣，服三十剂而经不再闭，兼可受孕。此
方心肝脾肾四经同治药也。妙在补以通之，散以开之。倘徒补则郁不开
而生火，徒散则气益衰而耗精。设或用攻坚之剂，辛热之品，则非徒无
益，而又害之矣。

[评注] 傅青主一语点破月经的生成、转化与脏腑的关系。虽曰经
水出诸肾，盖以肾水之生不由心肝脾，而肾水之化为经，实关乎心肝
脾，诚是醍醐灌顶之言。心肝脾一郁，肾水不化，精不化血，任脉虚，
冲脉衰少，血海空虚，则经水早断。

治法必须散心肝脾之郁，而大补其肾水，仍大补其心肝脾之气，则
精溢而经水自通矣。方用益经汤。方中重用熟地、白术大补肾脾为君；
臣以人参、山药健脾补肾；佐以柴胡、白芍疏肝养肝；使以沙参、枣仁
养阴补肝、宁心安神、敛汗生津；少加杜仲助熟地以补肾养肝。全方合
用，心肝脾肾四经同治，补以通之，散以开之，解心肝脾之郁，化肾之
水。任通冲盛，胞宫藏泻有时，则经复行。

傅青主论经水早断，堪称要言不烦，见解精辟，并且独到，发前人
所未论。年未老经水断，经水早断，今称之为卵巢功能早衰或卵巢功能
低下，且发病率逐年升高。由于产生病因较多，西医认为病因不明，而
西药治疗副作用大，故从中医角度探寻经水早断的诊治，乃大有可为之
处。益经汤之设，不但解释了年未老经水断之由，还道出了肾水与月经
的关系，肾与心肝脾在月经产生机理中的奥妙。虽经水出诸肾，然必得
心肝脾之气化，方能化为经水。

附：傅青主调经篇小悟

傅青主于调经篇论病 14 种，载方 16 首。16 方中有 7 方收入高校

规划教材《中医妇科学》，即清经散、两地汤、定经汤、安老汤、调肝汤、顺经汤、健固汤。

"夫经本于肾""夫经水出诸肾"是傅青主对《素问·上古天真论》中有关月经理论的升华，精辟地提出月经与肾的密切关系，还创造性地提出月经虽源于肾，但还需得心肝脾之气乃能化为月经。

调经篇中不仅重视肾、肝的理论，还注重脏腑间生克乘侮相互关系，如提出"夫经本于肾，而其流五脏六腑之血皆归之，故经来而诸经之血尽来附益"；"殊不知子母关切，子病而母必有顾复之情，肝郁而肾不无缱绻之谊"；"经不宜行而行者，乃肝不藏、脾不统之故也"；"盖肾水一虚则水不能生木，而肝木必克脾土，木土相争，则气必逆，故尔作疼"等。

诊断上，从月经的期辨寒热，量之多少辨虚实。如"先期者火气之冲，多寡者水气之验""盖后期而来少，血寒而不足；后期而来多，血寒而有余"；"其紫黑者，水火两战之象也。其成块者，火煎成形之状也""寒气生浊，而下如豆汁之黑者，见北方寒水之象也"等，皆成后世辨证之准绳。

其治法匠心独具，每肝肾同治，母子兼顾，生克互应，疏补并进，通散合用。或心肝脾肾四经同治，或肝脾肾三脏同治，或肾肝同治。益气助阳、疏肝解郁、滋阴养血为常用。

用药上可谓"用药纯和，无一峻品"。温性药物最多，占到用药总数的45.4%；药味以甘味药最多，占到用药总数的41.9%；归经以归肝脾肾经的药物最多，分别占到用药总数的27.4%、26.3%、17.2%。药物上如当归、白芍、熟地黄、山药、人参、白术、菟丝子等为常用之品。

药量上亦颇有特点，主药突出，药专量大，重则一两，少则五钱；而柴胡、荆芥、薄荷、香附等解郁疏泄之品，用量甚轻，多则一钱或三钱，少则三分或五分；而大出血者，于辨证同时，好用炭类药止血，如荆芥炭、贯仲炭、姜炭、杭芍炭、当归炒黑，尤其是好用荆芥穗炒黑；再就是善用引经药，尤其是奇经用药。如用荆芥引药入血分；又如用巴戟天、白果以通任脉；扁豆、山药、莲子以卫冲脉；白术以利腰脐（带脉）。无不是傅青主临证宝贵的心得。

四、傅青主论不孕症

《傅青主女科》种子篇，傅青主详列了十种不孕症的症治，留于后人颇多启迪。

（一）身瘦不孕

[原文] 妇人有瘦怯身躯，久不孕育，一交男子，即卧病终朝。人以为气虚之故，谁知是血虚之故乎。或谓血藏于肝，精涵于肾，交感乃泄肾之精，与血虚何与？殊不知肝气不开，则精不能泄，肾精既泄，则肝气亦不能舒。以肾为肝之母，母既泄精，不能分润以养其子，则木燥乏水，而火且暗动以铄精，则肾愈虚矣。况瘦人多火，而又泄其精，则水益少而火益炽，水虽制火，而肾精空乏，无力以济，成火在水上之卦，所以倦怠而卧也。此等之妇，偏易动火。然此火因贪欲而出于肝木之中，又是偏燥之火，绝非真火也。且不交合则已，交合又偏易走泄，此阴虚火旺不能受孕。即偶尔受孕，必致逼干男子之精，随种而随消者有之。治法必须大补肾水而平肝木，水旺则血旺，血旺则火消，便成水在火上之卦。方用养精种玉汤。

大熟地（一两，九蒸）　当归（五钱，酒洗）　白芍（五钱，酒洗）山萸肉（五钱，蒸熟）

水煎服。三月便可身健受孕，断可种子。此方之用，不特补血而纯于填精，精满则子宫易于摄精，血足则子宫易于容物，皆有子之道也。惟是贪欲者多，节欲者少，往往不验。服此者果能节欲三月，心静神清，自无不孕之理。否则不过身体健壮而已，勿咎方之不灵也。

[评注] 妇人不孕不育中，身瘦而久不受孕者，不乏其人，之所以消瘦，不外乎脾不主肌肉或阴虚消肌，其中亦有合并痨瘵病（结核病）者。在傅青主所处年代，结核病者称之为痨瘵，常被视为绝症。痨瘵病，其因，一为痨虫所伤；二为体虚气血不足，阴精耗损。由于阴虚内烁精血，形体消瘦。又加之瘦人多火，更耗其精血。精血同源，精液亏损，冲任虚损，血海干涸，胞宫失养，故男施而女不受，不能摄精成孕，而成久不受孕。病缘于肝肾精血不足，制火无权，法当滋肾水而平肝木，"水旺则血旺，血旺则火消"。

元·朱丹溪《金匮钩玄》:"瘦怯妇人不能孕育者,以子宫无血,精气不聚故也,可用四物汤,养血、养阴等药。""养精种玉汤"则有如朱丹溪之意,以四物汤补血养血,去川芎易山萸肉以补肾滋阴,相伍而成。方中重用熟地以滋肾养阴为君;山萸肉补肾填精为臣;佐以当归、白芍以养肝血。妙在去辛温走窜而易烁阴精之川芎,易滋养肝肾而填精血之山萸肉,俾精血充沛,肝肾得养,阴能制阳,则虚火得灭,冲任和调,血海满盈,胞宫则易摄精成孕。

妇人瘦怯身躯,久不孕育者,临床上还当细辨,应排除痨瘵、消渴、瘿病等易致人体消瘦之病,以及其他严重器质性、消耗性疾病。临床上若合并结核病,每累及子宫,造成子宫内膜结核,可引起月经过少、闭经、不孕症。若有他病者,当先治其先病。

若阴精亏虚甚者,遵《素问·阴阳应象大论》"形不足者,温之以气;精不足者,补之以味",在养精种玉汤的基础上,当酌加味厚之药,如知母、黄柏、青蒿、龟板、地骨皮、鳖甲等以助滋阴清热之力。

(二)胸满不思食不孕

[原文]妇人有饮食少思,胸膈满闷,终日倦怠思睡,一经房事,呻吟不已。人以为脾胃之气虚也,谁知是肾气不足乎。夫气宜升腾,不宜消降。升腾于上焦则脾胃易于分运,降陷于下焦则脾胃难于运化。人乏水谷之养,则精神自尔倦怠,脾胃之气可升而不可降也明甚。然则脾胃之气虽充于脾胃之中,实生于两肾之内。无肾中之水气,则胃之气不能腾;无肾中之火气,则脾之气不能化。惟有肾之水火二气,而脾胃之气始能升腾而不降也。然则补脾胃之气,可不急补肾中水火之气乎?治法必以补肾气为主,但补肾而不兼补脾胃之品,则肾之水火二气不能提于至阳之上也。方用并提汤。

大熟地(一两,九蒸) 巴戟(一两,盐水浸) 白术(一两,土炒)人参(五钱) 黄芪(五钱,生用) 山萸肉(三钱,蒸) 枸杞(二钱)柴胡(五分)

水煎服。三月而肾气大旺。再服一月,未有不能受孕者。此方补气之药多于补精,似乎以补脾胃为主矣。孰知脾胃健而生精自易,是脾胃之气与血,正所以补肾之精与水也。又益以补精之味,则阴气自足,阳气易升，自尔腾越于上焦矣。阳气不下陷，则无非大地阳春，随遇皆是化生之机，安有不受孕之理与！

[评注]"饮食少思，胸膈满闷，终日倦怠思睡，一经房事，呻吟不已。人以为脾胃之气虚也，谁知是肾气不足乎。"开章第一节便点出临证鉴别之要，前三句乃脾虚之症，后两句则为肾气虚之征。脾主运化，胃主受纳与腐熟水谷，故饮食少思，一般会认为，与脾胃有关。殊不知脾为后天之本，肾为先天之本，脾胃的运化、腐熟水谷，须得肾阳的温煦；肾所藏之精，则赖后天水谷精微的滋养。"肾主生殖"，"肾者作强之官"，脾虚及肾，性功能低下，故一经房事，呻吟不已。脾气主升，肾主生殖、封藏，故当脾、肾同治。并提汤中重用熟地、巴戟天、白术为君，肾、脾并提，臣以参、芪、柴益气升提；再佐以山茱萸、枸杞补肾，共奏健脾补肾、生精化血，并提脾肾之气的功效。

（三）下部冰冷不孕

[原文] 妇人有下身冰冷，非火不暖，交感之际，阴中绝无温热之气。人以为天分之薄也，谁知是胞胎寒之极乎！夫寒冰之地，不生草木；重阴之渊，不长鱼龙。今胞胎既寒，何能受孕。虽男子鼓勇力战，其精甚热，直射于子宫之内，而寒冰之气相逼，亦不过茹之于暂，而不能不吐之于久也。夫犹是人也，此妇之胞胎，何以寒凉至此，岂非天分之薄乎？非也。盖胞胎居于心肾之间，上系于心而下系于肾。胞胎之寒凉，乃心肾二火之衰微也。故治胞胎者，必须补心肾二火而后可。方用温胞饮。

白术（一两，土炒）　巴戟（一两，盐水浸）　人参（三钱）　杜仲（三钱，炒黑）　菟丝子（三钱，酒浸，炒）　山药（三钱，炒）　芡实（三钱，炒）　肉桂（三钱，去粗，研）　附子（二分，制）　补骨脂（二钱，盐水炒）

水煎服。一月而胞胎热。此方之妙，补心而即补肾，温肾而即温心。心肾之气旺，则心肾之火自生。心肾之火生，则胞胎之寒自散。原因胞胎之寒，以至茹而即吐，而今胞胎既热矣，尚有施而不受者乎？若改汤为丸，朝夕吞服，尤能摄精，断不至有伯道无儿之叹也。

[评注] 傅氏形象地指出宫寒不孕的主症与病因病机，道出胞宫与心肾脾的关系。胞胎即是胞宫，居于心肾之间，上系于心而下系于肾。

心肾两虚，君火衰微，命门火衰，胞宫成重阴之渊，而不能摄精成孕。傅青主遂认为"胞胎之寒凉，乃心肾二火之衰微也。故治胞胎者，必须补心肾二火而后可"。

温胞散，其组方之妙，在于不直接温补心之火，而是温肾来温心，用健脾来补肾。故方中重用巴戟天、白术为君，温肾健脾；臣以菟丝子、杜仲、补骨脂以温补肾阳；佐肉桂、附子温阳补肾；使以人参、芡实、山药以补脾益气，以助运化水湿。全方以后天养先天，健脾以补肾，温肾以温心。使之心肾二火得养，胞宫得温，自然能摄精成孕。

温阳之品，多燥热，故方中虽有桂、附，然用量轻微，附子仅二分，以温阳生火。观今之医，欲图速效，滥用温热之药，有附子用量达百克，而酿成不良后果。《素问·阴阳应象大论》曰："壮火之气衰，少火之气壮；壮火食气，气食少火；壮火散气，少火生气。"小量温和之火，方能温养阳气；大量亢旺之火能耗损正气，故言食气。且附子有毒，必须炮制，不可过量，当引以为戒。

（四）胸满少食不孕

[原文]妇人有素性恬淡，饮食少则平和，多则难受，或作呕泄，胸膈胀满，久不受孕。人以为赋禀之薄也，谁知是脾胃虚寒乎。夫脾胃之虚寒，原因心肾之虚寒耳。盖胃土非心火不能生，脾土非肾火不能化。心肾之火衰，则脾胃失生化之权，即不能消水谷以化精微矣。既不能化水谷之精微，自无津液以灌溉于胞胎之中。欲胞胎有温暖之气以养胚胎，必不可得。纵然受胎，而带脉无力，亦必堕落。此脾胃虚寒之咎，故无玉麟之毓也。治法可不急温补其脾胃乎？然脾之母原在肾之命门，胃之母原在心之包络。欲温脾胃，必须补二经之火。盖母旺子必不弱，母热子必不寒，此子病治母之义也。方用温土毓麟汤。

巴戟（一两，去心，酒浸） 覆盆子（一两，酒浸，蒸） 白术（五钱，土炒） 人参（三钱） 怀山药（五钱，炒） 神曲（一钱，炒）

水煎服。一月可以种子矣。此方之妙，温补脾胃而又兼补命门与心包络之火。药味不多，而四经并治。命门心包之火旺，则脾与胃无寒冷之虞。子母相顾，一家和合，自然饮食多而善化，气血旺而能任。带脉有力，不虞落胎，安有不玉麟之育哉！

[评注] 胸满少食，傅氏认为是脾胃虚寒。然设温土毓麟汤则不专补脾胃，傅青主提出："然脾之母原在肾之命门，胃之母原在心之包络。欲温脾胃，必须补二经之火。盖母旺子必不弱，母热子必不寒，此子病治母之义也。"脾胃的运化，有赖肾阳温煦、鼓动，脾与肾，后天与先天，相互资助，互相促进。肾阳不足，则脾胃虚寒，脾失温煦，则运化失职，胸闷少食，甚或下利清谷；心为脾之母，子病治其母。温土毓麟汤，此方之妙，于补命门与心包络火之中温补脾胃，母子兼顾。

温土毓麟汤与并提汤，一治胸满少食不孕，一治胸满不思食不孕。两方同中有别，巴戟、白术、人参，为两方共有，而区别在于，温土毓麟汤重用覆盆子甘酸微温，入肝、肾经，益肾补肝，山药温补脾肾，使以神曲以消食和胃；并提汤中则重用熟地以补肾生精，黄芪配人参、柴胡以升举脾气，脾肾并提。

（五）少腹急迫不孕

[原文] 妇人有少腹之间自觉有紧迫之状，急而不舒，不能生育。此人人之所不识也，谁知是带脉之拘急乎。夫带脉系于腰脐之间，宜弛而不宜急。今带脉之急者，由于腰脐之气不利也。而腰脐之气不利者，由于脾胃之气不足也。脾胃气虚，则腰脐之气闭。腰脐之气闭，则带脉拘急。遂致牵动胞胎，精即直射于胞胎，胞胎亦暂能茹纳，而力难负载，必不能免小产之虞。况人多不能节欲，安得保其不坠乎？此带脉之急，所以不能生子也。治法宜宽其带脉之急。而带脉之急，不能遽宽也，宜利其腰脐之气。而腰脐之气，不能遽利也。必须大补其脾胃之气与血，而腰脐可利，带脉可宽，自不难于孕育矣。方用宽带汤。

白术（一两，土炒） 巴戟肉（五钱，酒浸） 补骨脂（一钱，盐水炒） 人参（三钱） 麦冬（三钱，去心） 杜仲（三钱，炒黑） 大熟地（五钱，九蒸） 肉苁蓉（三钱，洗净） 白芍（三钱，酒炒） 当归（二钱，酒洗） 五味子（三分，炒） 建莲子（二十粒，不去心）

水煎服。四剂少腹无紧迫之状，服一月即受胎。此方之妙，脾胃两补，而又利其腰脐之气，自然带脉宽舒，可以载物而胜任矣。或疑方中用五味、白芍之酸收，不增带脉之急，而反得带脉之宽，殊不可解。岂知带脉之急，由于血气之虚，盖血虚则缩而不伸，气虚则挛而不达。用芍药之酸以平肝木，则肝不克脾。用五味之酸以生肾水，则肾能益带。似相妨而实相济也，何疑之有。

[评注] 少腹急迫之不孕，此带脉之拘急所致也。带脉属奇经八脉之一，与女性关系密切。起于季胁，斜向下行到带脉穴、五枢穴、维道穴，横行腰腹，环腰一周，络胞而过，有约束诸经。如《奇经八脉考·带脉篇》："带脉者，起于季胁足厥阴之章门穴，同足少阳循带脉穴，围身一周，如束带然。"《儒门事亲·证妇人带下赤白错分寒热解六》曰："冲、任、督三脉同起而异行，一源而三歧，皆络带脉。"

少腹急迫，带脉拘急。是由于脾胃之虚，气血生化乏源，筋脉失养，胞脉失荣，故少腹拘急。设宽带汤，以大补其脾胃之气与血。重用白术，健脾益气以助气血生化之源为君；清·叶天士《临证指南医案·调经》言"八脉隶乎肝肾"，故以巴戟肉、大熟地、杜仲、肉苁蓉、建莲子为臣补肾固奇经；佐以当归、白芍、五味子，酸甘缓急，养血柔肝，宽带止痛。其中亦有仲景治妇人腹中诸痛之当归芍药散之意，真可谓药中有方也。

（六）嫉妒不孕

[原文] 妇人有怀抱素恶不能生子者，人以为天心厌之也，谁知是肝气郁结乎。夫妇人之有子也，必然心脉流利而滑，脾脉舒徐而和，肾脉旺大而鼓指，始称喜脉。未有三部脉郁而能生子者也。若三部脉郁，肝气必因之而更郁，肝气郁则心肾之脉必致郁之极而莫解。盖子母相依，郁必不喜，喜必不郁也。其郁而不能成胎者，以肝木不舒，必下克脾土而致塞。脾土之气塞，则腰脐之气必不利。腰脐之气不利，必不能通任脉而达带脉，则带脉之气亦塞矣。带脉之气既塞，则胞胎之门必闭，精即到门，亦不得其门而入矣。其奈之何哉？治法必解四经之郁，以开胞胎之门，则几矣。方用开郁种玉汤。

白芍（一两，酒炒） 香附（三钱，酒炒） 当归（五钱，酒洗）
白术（五钱，土炒） 丹皮（三钱，酒洗） 茯苓（三钱，去皮） 花粉（二钱）

水煎服。一月则郁结之气开，郁开则无非喜气之盈腹，而嫉妒之心亦可以一易，自然两相合好，结胎于顷刻之间矣。此方之妙，解肝气之郁，宣脾气之困，而心肾之气亦因之俱舒，所以腰脐利而任带通达，不必启胞胎之门，而胞胎自启。不特治嫉妒者也。

[评注] 嫉妒不孕，乃指由不良情绪导致的不孕。七情乃为人之常情，但当太过与不及，则可致病。嫉妒生怒，怒则伤肝，肝郁不舒，必下克脾土。脾胃为气机升降枢纽，脾胃升降失调，冲任不通，带脉失约，则胞脉不利，而难于摄精成孕。

开郁种玉汤，重用白芍，配香附以疏肝解郁为君；以白术、茯苓健脾益气养心安神为臣；佐当归配白芍以养血柔肝，以防肝克脾；肝气不舒，易郁而化热，故使以花粉、丹皮，以清热凉血。诸药合用，以解四经之郁，以开胞胎之门。以方测证，开郁种玉汤证必有郁热，若无热证则可去天花粉、丹皮。

另由于天花粉药理研究提示有杀胚作用，可用于引产、堕胎。不孕症病人往往于治疗中受孕，故当细审之，及时加减。

至于解妒饮，乃为治疗后怀孕但嫉妒未消者，为保胎而设的方子，以开郁种玉汤中加入五谷：黍、谷、麦、黑小豆、高粱。五谷为养，健脾胃，补肝肾，以固胎养胎，以防坠胎。

（七）肥胖不孕

[原文] 妇人有身体肥胖，痰涎甚多，不能受孕者。人以为气虚之故，谁知是湿盛之故乎。夫湿从下受，乃言外邪之湿也。而肥胖之湿，实非外邪，乃脾土之内病也。然脾土既病，不能分化水谷以养四肢，宜其身躯瘦弱，何以能肥胖乎？不知湿盛者多肥胖，肥胖者多气虚，气虚者多痰涎，外似健壮而内实虚损也。内虚则气必衰，气衰则不能行水，而湿停于肠胃之间，不能化精而化涎矣。夫脾本湿土，又因痰多，愈加其湿。脾不能受，必浸润于胞胎，日积月累，则胞胎竟变为汪洋之水窟矣。且肥胖之妇，内肉必满，遮隔子宫，不能受精，此必然之势也。况又加以水湿之盛，即男子甚健，阳精直达子宫，而其水势滔滔，泛滥可畏，亦遂化精成水矣，又何能成妊哉。治法必须以泄水化痰为主。然徒泄水化痰，而不急补脾胃之气，则阳气不旺，湿痰不祛，人先病矣。乌望其茹而不吐乎！方用加味补中益气汤。

人参（三钱）　黄芪（三钱，生用）　柴胡（一钱）　甘草（一钱）

当归（三钱，酒洗） 白术（一两，土炒） 升麻（四分） 陈皮（五分）
茯苓（五钱） 半夏（三钱，制）

水煎服。八剂痰涎尽消，再十剂水湿利，子宫涸出，易于受精而成孕矣。其在于昔，则如望洋观海；而至于今，则是马到成功也。快哉！此方之妙，妙在提脾气而升于上，作云作雨，则水湿反利于下行。助胃气而消于下，为津为液，则痰涎转易于上化。不必用消化之品以损其肥，而肥自无碍；不必用浚决之味以开其窍，而窍自能通。阳气充足，自能摄精，湿邪散除，自可受种矣。何肥胖不孕之足虑乎！

[评注] 肥胖不孕，每以痰湿内阻，冲任凝滞，胞宫壅塞，不能摄精成孕。朱丹溪《金匮钩玄·子嗣》："肥盛妇人不能孕育者，以其身中脂膜闭塞子宫，而致经事不能行，可用导痰汤之类。"此类病人，今多见于痰湿为患，如多囊卵巢综合征病患。

傅青主虽立泄水化痰为治，但为何方用加味补中益气汤？加味补中益气汤是在补中益气汤基础上加上茯苓、半夏。因不是以升提为主，故方中重用白术，健脾益气，补益脾土之元。脾为湿痰之源，脾气得健，何难分消水湿之气；加茯苓、半夏，寓二陈之义，健脾益气、燥湿化痰，湿散痰化，让邪有出路。云消雾散，冲任顺调，摄精成孕。

值得一提的是，半夏含有胚胎毒性，定要炮制后使用，不能生用。且在治疗中一经发现怀孕，应立即停药。以防伤胎、坠胎。

（八）骨蒸夜热不孕

[原文] 妇人有骨蒸夜热，遍体火焦，口干舌燥，咳嗽吐沫，难于生子者。人以为阴虚火动也，谁知是骨髓内热乎。夫寒阴之地固不生物，而干旱之田岂能长养？然而骨髓与胞胎何相关切，而骨髓之热，即能使人不嗣，此前贤之所未言者也。山一旦创言之，不几为世俗所骇乎。而要知不必骇也，此中实有其理焉。盖胞胎为五脏外之一脏耳，以其不阴不阳，所以不列于五脏之中。所谓不阴不阳者，以胞胎上系于心包，下系于命门。系心包者通于心，心者阳也；系命门者通于肾，肾者阴也。是阴之中有阳，阳之中有阴，所以通于变化。或生男或生女，俱从此出。然必阴阳协和，不偏不枯，始能变化生人，否则否矣。况胞胎既通于肾，而骨髓亦肾之所化也。骨髓热由于肾之热，肾热而胞胎亦不

能不热。且胞胎非骨髓之养，则婴儿无以生骨。骨髓过热，则骨中空虚，惟存火烈之气，又何能成胎？治法必须清骨中之热。然骨热由于水亏，必补肾之阴，则骨热除，珠露有滴濡之喜矣。壮水之主，以制阳光，此之谓也。方用清骨滋肾汤。

地骨皮（一两，酒洗） 丹皮（五钱） 沙参（五钱） 麦冬（五钱，去心） 元参（五钱，酒洗） 五味子（五分，炒，研） 白术（三钱，土炒） 石斛（二钱）

水煎服。连服三十剂而骨热解，再服六十剂自受孕。此方之妙，补肾中之精，凉骨中之热，不清胞胎而胞胎自无太热之患。然阴虚内热之人，原易受妊，今因骨髓过热，所以受精而变燥，以致难于育子，本非胞胎之不能受精。所以稍补其肾，以杀其火之有余，而益其水之不足，便易种子耳。

[评注]傅青主创造性地提出，子宫为五脏之外一脏的独到见解。"盖胞胎为五脏外之一脏耳，以其不阴不阳，所以不列于五脏之中。"

胞脉者系于肾，肾主骨，夜属阴，肾阴亏虚，阳无所附，虚热内生，故骨蒸夜热，血海干涸，故难于受精成孕。

清骨滋肾汤中，重用地骨皮，退热降火，凉血除蒸为君；又以善清虚热凉血之丹皮、元参为臣；佐以沙参、麦冬、五味子、石斛滋阴清热降火。方中大队滋阴、清热、凉血之品，恐苦寒碍胃，用白术健脾胃为使。

此类患者，结合现代医学，应排除结核性疾病。

（九）腰酸腹胀不孕

[原文]妇人有腰酸背楚，胸满腹胀，倦怠欲卧，百计求嗣，不能如愿。人以为腰肾之虚也，谁知是任督之困乎。夫任脉行于前，督脉行于后，然皆从带脉之上下而行也。故任脉虚则带脉坠于前，督脉虚则带脉坠于后，虽胞胎受精亦必小产。况任督之脉既虚，而疝瘕之症必起。疝瘕碍胞胎而外障，则胞胎缩于疝瘕之内，往往精施而不能受。虽饵以玉燕，亦何益哉！治法必须先去其疝瘕之病，而补其任督之脉，则提挈天地，把握阴阳，呼吸精气，包裹成形，力足以胜任而无虞矣。外无所障，内有所容，安有不能生育之理！方用升带汤。

白术（一两，土炒） 人参（三钱） 沙参（五钱） 肉桂（一钱，

去粗，研） 荸荠粉（三钱） 鳖甲（三钱，炒） 茯苓（三钱） 半夏（一钱，制） 神曲（一钱，炒）

水煎服。连服三十剂，而任督之气旺。再服三十剂，而疝瘕之症除。此方利腰脐之气，正升补任督之气也。任督之气升，而疝瘕自有难容之势。况方中有肉桂以散寒，荸荠以祛积，鳖甲之攻坚，茯苓之利湿，有形自化于无形，满腹皆升腾之气矣。何至受精而再坠乎哉！

[评注]本条文所论，是由疝瘕引起的不孕症，属虚实夹杂症。疝瘕者，如《诸病源候论·疝瘕候》："疝者痛也，瘕者假也，其病虽有结，瘕而虚假可推移，故谓之疝瘕也。由寒邪与脏腑相搏所成。其病腹内急痛，腰背相引痛，亦引小腹痛。"又如《素问·骨空论》："任脉为病，男子内结七疝，女子带下瘕聚。""督脉为病……为冲疝，其女子不孕。"可见病及任督带三脉。

任主胞胎，主诸阴，为阴脉之海；督主一身之阳，为阳脉之海；带脉约束诸经；任督带属奇经八脉，八脉者隶于肾。任督带三脉虚，阴阳失调，寒湿瘀阻，停于胞宫，疝瘕内生。疝瘕内阻，胞宫不能摄精成孕。《奇经八脉考》："带之为病，腹满，腰溶溶如坐水中。"腰又为肾之外府，故出现腰酸腹胀之症，而成本虚标实证。

故傅氏"治法必须先去其疝瘕之病，而补其任督之脉"，方用升带汤。于补虚温阳之中，破瘀消瘕，标本同治。

（十）便涩腹胀足浮肿不孕

[原文]妇人有小水艰涩，腹胀脚肿，不能受孕者。人以为小肠之热也，谁知是膀胱之气不化乎。夫膀胱原与胞胎相近，膀胱病而胞胎亦病矣。然水湿之气必走膀胱，而膀胱不能自化，必得肾气相通，始能化水，以出阴器。倘膀胱无肾气之通，则膀胱之气化不行，水湿之气必且渗入胞胎之中，而成汪洋之势矣。汪洋之田，又何能生物也哉？治法必须壮肾气以分消胞胎之湿，益肾火以达化膀胱之水。使先天之本壮，则膀胱之气化，胞胎之湿除，而汪洋之田化成雨露之壤矣。水化则膀胱利，火旺则胞胎暖，安有布种而不发生者哉！方用化水种子汤。

巴戟（一两，盐水浸） 白术（一两，土炒） 茯苓（五钱） 人参（三钱） 菟丝子（五钱，酒炒） 芡实（五钱，炒） 车前（二钱，酒炒）

肉桂（一钱，去粗皮，研）

水煎服。二剂膀胱之气化，四剂艰涩之症除，又十剂虚胀脚肿之病形消。再服六十剂，肾气大旺，胞胎温暖易于受胎而生育矣。此方利膀胱之水，全在补肾中之气。暖胞胎之气，全在壮肾中之火。至于补肾之药，多是濡润之品，不以湿而益助其湿乎？然方中之药，妙于补肾之火，而非补肾之水，尤妙于补火而无燥烈之虞，利水而非荡涤之猛。所以膀胱气化，胞胎不湿，而发荣长养无穷与。

［评注］不孕患者，出现小便不利，腹胀，足肿，乃水湿不利也。水液的代谢关乎脾、肺、肾、膀胱、三焦诸脏腑。

化水种子汤，化水有三：一者，益肾火以温化；二者，助膀胱以气化；三者，健脾以利运化。故方中重用巴戟天，补肾助阳，温而不燥，以益肾阳助温化水湿；同时也重用白术，配人参、茯苓，健脾以助水湿运化；又得肉桂配车前子，温通膀胱，以助膀胱气化，使湿从小便而解；菟丝子补肾暖宫，芡实补任脉之虚。全方共奏化水种子之功。若无好肉桂，可用桂枝代之，助膀胱气化之力更胜。

附：傅青主论不孕心悟

《傅青主女科》种子篇，于众医书中，论不孕症治，乃属最全，但也独特。十种不孕均以主症为名，篇中独创诸多理念，及治法方药，可谓圆机活法，匠心独具。

1. 创"胞宫为五脏外之一脏"说

于骨蒸夜热不孕中提出"盖胞胎为五脏外之一脏耳"，然中医的脏腑学说，基本遵循《内经》为脏、腑所下之定义。女子胞，被定为"奇恒之腑"。傅氏很有胆识地提出这一独特见解。但遗憾的是，一直未引起重视。

2. 重视奇经带、任、督

于种子篇中，傅氏重视奇经八脉中的任、督、带，尤其是对带脉的作用，更是偏爱。设宽带汤，大补脾胃之气与血，利腰脐之气，宽带脉之急；还有设开郁种玉汤，解肝之郁，宣脾气之困，舒心肾之气，所以腰脐利而任带通达；更有升带汤，治疗因任督之困而致腰酸腹胀不孕。

3. 重脏腑阴阳气血相互间平衡

傅氏不仅重脏腑间生克乘侮，气血水火阴阳间平衡，也注重脏腑与经络的关联。如，脾与胃，肾与膀胱，胞宫与心肾，脾与心肝肾，肝与心肾等。篇中此类论述极多。

4. 治重补脾肾，用药平和周全

在种子篇 10 方组成中，用药最多 12 味，最少的 4 味，一般 6 ~ 8味。方中君药，一般药量重，每可达一两。

白术、人参、巴戟、白芍、当归、熟地、补骨脂、茯苓等药的使用频率较高，其中，10 个方中，有 9 个方用及白术，7 个方用及人参，5 个方用及巴戟天，4 个方用及当归、白芍、茯苓，3 个方用及熟地、补骨脂。

而白术的用量大都在一两，9 个方中，有 7 个方用一两。白术具有益气健脾，燥湿利水，安胎之功。白术可宽带脉而利腰脐，利腰脐之气即有通达带脉之理，益肾气而利腰脐。白术利腰脐之气，既通达带脉又利任督之气。

用药平和，10 个方中无一峻猛、大温大热之品，用量极微，如附子每二分（不到 1g），肉桂 1 ~ 3 钱。如治"水湿之气必且渗入胞宫之中，而成汪洋之势"的化水种子汤则是用壮肾气以分消胞胎之湿，益肾火以化膀胱之水，而不是峻下逐水。除此外，傅氏还重视药物的炮制，每一味药几乎都有或炒，或蒸，或浸，或酒洗等炮制，以降低药之毒性，提高药效，可谓匠心独具。

总之，《傅青主女科》，不仅种子篇，全书皆然，正如祁尔诚所言之"谈症不入古人窠臼，制方不失古人准绳，辨证详明，一目了然"。确为后人学习之楷模。

第三章

女科理论浅探

❋ 第一节 "居经"与"避年"

在中医妇科学的教科书上，有几种异于正常月经表现的现象，归为特殊月经。往往一带而过，如"居经"和"避年"，自 2 版教材以来归属女性月经生理范畴，称之为特殊月经。所谓"三月一来，谓之居经"；"一年一行的，叫避年"。对此，笔者不揣浅陋，提出异议，以就正于同道。

让我们翻开自新中国成立后，全国统编教材《中医妇科学》对"居经""避年"等的论述。

《中医妇科学》2 版教材（成都中医学院主编，上海科学技术出版社 1964 年出版）和 3 版教材（湖北中医学院主编，上海人民出版社 1974 年出版）都认为"这些都是生理上的个别现象，不是病证"；4 版教材（湖北中医学院主编，上海科学技术出版社 1980 年出版）则认为"这些都是生理上的个别现象，如在临床上不伴有明显的症状者，一般不作疾病论治"；而 5 版教材（罗元恺主编，上海科学技术出版社 1986 年出版）则认为"这些个别的特殊月经现象，应进行妇科检查，若无明显异常，一般可不视为病理现象"；6 版教材（马宝璋主编，上海科学技术出版社 1997 年出版）则认为"根据居经、避年的最早记载，即晋·王叔和著《脉经》所述，避年、居经应属病态。后世《诸病源候论》《本草纲目》等也认为是病态或异常。只有《医宗金鉴》将居经、避年列为月经之常，似不切实际"；21 世纪教材（欧阳惠卿主编，人民卫生出版社 2002 年 2 月出版）认为"在晋·王叔和著《脉经》中已有避年、居经、并月的记载。其后《诸病源候论》《本草纲目》等也有论及，均认为是月经的异常表现。而《医宗金鉴》则认为居经、避年为月经之常，在临床上，应以生育能力是否正常为主要依据，结合全身情况，判断其是否属于病态"；新世纪教材（张玉珍主编，中国中医药出版社 2002 年 9 月出版）认为是"个别的特殊生理现象，若无不适，不影响生育，或不作病论。若伴有发育不良，或影响生育者，则要及早诊治"。

综观历年《中医妇科学》教材中，居经、避年的论述，或为生理性，或介于生理病理模棱两可之间。

一、居经是病理性

考"居经"一词，最早见于晋·王叔和所著《脉经》。于《脉经》卷九《平带下绝产无子亡血居经证第四》，王叔和有4处论及居经。如："师曰：寸口脉微而涩，微则卫气不足，涩则血气无余。卫不足，其息短，其形燥；血不足，其形逆，荣卫俱虚，言语谬误。跌阳脉浮而涩，涩则胃气虚，虚则短气，咽燥而口苦，胃气涩则失液。少阴脉微而迟，微则无精，迟则阴中寒，涩则血不来，此为居经，三月一来。"又如："师曰：脉微，血气俱虚，年少者，亡血也。乳子下利为可，不者，此为居经，三月一来。"再如："问曰：妇人年五十所，一朝而清血，二三日不止。何以治之？师曰：此妇人前绝生，经水不下，今反清血，此为居经。"另外还有一条文则是居经与妊娠的区别。

细究王叔和所提出之居经，大致见之于阴精亏虚，胞宫虚寒，气虚血少之人，致冲任失养，血海不能按时满盈，而见积三月方满，月经乃下，而成三月一行。此外，便是见于七七之年者，由于肾气虚损，天癸已竭，冲任亏乏，而致月经紊乱。

从王氏对居经的论述，显见为病理性月经，只不过是同病异症罢了。又者居经之"居"字，居者，积蓄，囤积也。从而，则不难理解，王叔和之所以把三月一来之月经，称为居经，乃取"居"字有积蓄之义。所谓居经，则为积聚而成之月经。由于阴精亏虚，胞宫虚寒，气虚血少之人，月事不以时下，而是积三月方能使血海一满，溢而为经，故名居经。

王叔和原义如此，那么，历代医家是如何认识的呢？隋·巢元方《诸病源候论》于月水不调候，详解云："手太阳小肠之经，手少阴心之经，此二经为表里，主上为乳汁，下为月水。然则月水……血宜流，以时而下……又少阴脉涩，则血不来，此为居经，三月一来；又脉微，血气俱虚，年少者，亡血之脉也。乳子下利，为可。不尔者，此为居经；亦三月一来。"解释了几种不同原因引起的居经。又如宋·陈素庵《陈素庵妇科补解》曾言："（居经）……其脉微而涩，微者，阳气虚；涩者，阴血少，妇人得之艰于子息，宜服当归补血汤。"陈氏不仅剖析了居经的脉症，而且补充了王氏理论，认为居经患者还会影响到生殖功能，"妇人得之艰于子息"。还提出治疗方药，可谓理、法、方、药俱全。另又如明·陈文昭道："予谓居经，究属血少，若血充足，自然应期而至，所谓月事以时下也。合积至三月而后一来，其为血少无疑，次按之脉微而涩乎。"又如清·张山雷则认为："居经与避年，虽为禀赋不同，然总缘体弱血少之故。"

以上各家之看法，与王氏原义基本一致，认为居经主要与体弱、阴虚、血少及禀赋不同有关。

在历代医家中，惟有清·吴谦《医宗金鉴·妇科心法要诀》认为："女子月经一月一行，其常也。或先，或后，乃其病也。然亦有两月一行，谓之并月者；有三月一行，谓之居经者；有一年一行，谓之避年者；有一生不行而依然能孕育，谓之暗经者。此所禀之不同，而亦非病，不须治也。"吴谦等之说，前后亦矛盾，首先肯定一月一行，其常也。但在认为"居经、避年、暗经"而亦非病的同时，也不否认禀赋之异。后世把"三月一来之居经"认为是生理性，也许与吴氏之说不无有关。

"经者，贵乎如期"。正常的月经是指周期性、规律性的子宫出血，月月如期，经常不变。与月之盈亏相符，三旬一行，故名为"月经""月水""月信"。凡要称之为生理性的月经，至少应表现周期性和规律性。如果三月一来之居经为生理性，那么则应该是初潮开始，有规律地、周期性地三月一行。清代名医沈金鳌所著《妇科玉尺·月经》中："经贵乎如期，若来时或前或后，或多或少，或月二三至，或数月一至，皆为不调。"

如果月经失去了其恒定的期、量、色、质，无周期性、规律性，则不应属生理性月经。正常月经一月一行，若二月一行也是正常月经，或三月一行也为生理性月经，甚至一年一行也属正常月经，则与月经的概念岂不相矛盾，岂不混淆月经的概念？同时也可能误导后学者，不仅让后学者莫衷一是，更严重的是贻误病情。

二、"避年"为时限性

"避年"亦出自《脉经》卷九《平带下绝产无子亡血居经证第四》："师曰：有一妇人将一女子年十五所来诊，言女子年十四时经水自下，今经反断，其母言恐怖。师曰：言此女为是夫人亲女非耶？若亲女者，当相为说之。妇人因答言：自是女尔。师曰：所以问者无他，夫人年十四时，亦以经水下，所以断，此为避年，勿怪，后当自下。"《脉经》中之"避年"，当为初潮后经断一年者，可属生理性，但有其特殊的时间限定。故王叔和亦言"勿怪，后当自下"。此说与现代医学的观点相吻合，此时由于中枢系统对雌激素的正负反馈机制尚未成熟，有时即使卵泡发育成熟也不能排卵，故月经周期常不规律，往往在初潮后又停止数月或半年，甚至一年后再来月经，或来潮数月后月经周期才趋正常。经2～3年建立规律性周期性排卵后，月经逐渐正常。故切勿盲从，误把非初潮后一年的停经，错当为生理性，而贻误病情。

临床上亦有见患者每3～4个月一行的月经，但缺乏周期性、规律性。这类患者多数初潮较迟，而且多数继发闭经或伴有不孕等症。审其病性，多见脾肾两虚或气血虚弱，亦有见痰湿之人，每在健脾补肾填精、补益气血及祛痰化湿等法治疗下而获效。

综上所述，笔者认为根据王叔和原意：居经者，积经是也，乃积三月一行，为异常的月经；避年，乃特指初潮后停经一年者，称之，可为生理性，但仅限初潮后1～2年内，若已行经，又停经一年后，则为病态。

经者，常也，每三旬而下，如潮汐之有常候，象月盈则亏，故名月经。月经能够正常行止，有赖于肾气、天癸、冲任、脏腑、气血、子宫之间的协调作用，其中任何一个环节的功能失常，或相互间不协调，都会导致月经的异常。

因此，在临床上对于表现三月一行之月经，或非初潮后1～2年内，月经一年一行者，宜细心体察，莫将月经病错当生理性，而使患者延误诊治。错误的理论，必然导致错误地指导临床实践。只有不断地继承、整理，澄清谬误，避免以讹传讹，方能使中医理论进一步得以完善。

❀ 第二节 "暗经"刍议

"暗经"，现今教科书《中医妇科学》曰："终生不潮而能受孕者，称为暗经。"暗经的最早记载见于《本草纲目》："有一生不行而受胎者，是谓暗经……而异于常也。"然而，后世医家则把"暗经"列为月经之常。如《医宗金鉴·妇科心法要诀·月经之常》："一生不至孕暗经。"直至今天的教科书，依旧把"暗经"列为正常月经。但仅寥寥几个字，简单述之，令后学费解，甚至误解。若年超初潮年龄，月经未潮，还错当正常，可能会延误病情，错失治疗良机。笔者认为，欲知其详，可从以下几个方面释之。

一、"暗经"存在的历史根源

首先用历史的眼光来理解"暗经"。李时珍所处时代为明代，明太祖洪武三年《明会典》规定："凡民间嫁娶，并依朱文公家礼行，男妇婚姻，各有其时，凡男年十六，女年十四以上，并听婚娶。"即男女法定年龄是男十六岁，女十四岁。由于受早婚孕子、多子多福思想的长期影响，加之还有如娃娃亲等特殊婚姻，当时可能甚至更早结婚。因此，当早在月经未潮前就结婚，怀孕期间无月经，哺乳期无月经，于哺乳期间再次怀孕，如此循环无端，直至天癸竭止，地道不通，形坏而无子时，则终生不见月经来潮，但能受孕。便出现月经一生不至而能受孕的所谓"暗经"。笔者认为，在当时的历史条件下，此种"暗经"肯定是存在的。这并非她不产生月经，而是没有让月经出现的机会。

再从社会学角度看。时代不同，当今 20 岁以上方到法定年龄，提倡适龄（20岁以上）结婚，所以除有生理缺陷者外，婚前无月经者基本不见了。如《妇产科学》人民卫生出版社出版第9版有关月经的定义："月经，指伴随卵巢周期性变化而出现的子宫内膜周期性脱落出血。规律月经的出现，是生殖功能成熟的重要标志。月经第一次来潮称初潮。月经初潮年龄多在 13 ~ 14 岁之间，但可能早在 11 岁或迟至 16 岁。16 岁以后月经尚未来潮者应当引起临床重视。"若到了 20 岁法定结婚年龄，月经还没来潮，则一般会引起重视，而前往医院就诊。故今天不应有"暗经"。

二、从临床学角度解释暗经

若一个发育正常的女性，二七而天癸至，月事以时下。若月事当至而不至，应排除先天处女膜闭锁、先天性阴道闭锁、先天性宫颈闭锁等由于生殖器官发育异常引起的假性闭经。以上情况其实是有月经，但因月经流出通道受阻，而不能排出体外，临床上往往见病人会发生周期性腹痛，但也可见先天无子宫等。

但也要注意甄别极个别现象。《实用妇科学》（山东科学技术出版社）于第五章月经篇说："哺乳类许多动物性周期结束，子宫内膜自行退化，并不化生子宫出血。灵长类（猴、猿），由于子宫内膜血管系统高度分化，在性周期终了，子宫内膜脱落时，才出现月经。但极少数性成熟妇女卵巢及子宫内膜虽规律性地变化，但到周期结束阶段，内膜自行退化而不出现月经，并不脱落而所以尽管有性周期也不会出现月经。即使周期性给予性激素，也可能不能引起子宫出血。我国古代医学家通过丰富的临床实践，即已发现这类变异情况，并名之为'暗经'。这种情况可能与哺乳动物一样，由于子宫内膜血管系统缺乏分化所致，但它不影响生育功能。"

综观以上，笔者认为，对于"暗经"的解释，不能简单笼统地认为"终生不潮而能受孕者，称为暗经"，"暗经"有两种情况：一是，本为正常有月经者，只是没有让月经来潮的机会；二是指极为罕见的变异生理，虽无月经的出现，但可能不影响生殖。

❀ 第三节 "激经"非生理性

"激经",一直以来,《中医妇科学》教科书上,均称之为"妇人受孕之初,仍按月行经,量少而无损于胎儿。亦称为'盛胎''垢胎'"。

一、"激经"的出处

"激经"一词出自《脉经》卷九《平妊娠胎动血分水分吐下腹痛证第二》曰:"妇人经月下,但为微少。师脉之,反言有躯,其后审然,其脉何类?何以别之?师曰:寸口脉阴阳俱平。荣卫调和,按之滑,浮之则轻,阳明、少阴,各如经法,身反洒淅,不欲饮食,头痛心乱,呕哕欲吐,呼则微数,吸则不惊,阳多气溢,阴滑气盛,滑则多实,六经养成。所以月见,阴见阳精,汁凝胞散,散者损堕。设复阳盛,双妊二胎。今阳不足,故令激经也。"可见王氏所论"激经"本义非生理性,为阳虚所致。

二、"激经"误为生理之源

自《本草纲目》提出"有受胎之后,月月行经而产子者,是谓盛胎,俗名垢胎"后,后世医家,直至现代历版教科书,均照抄之,以致皆把"激经"当生理性,其实非也!

三、"激经"的发病机制

首先,我们应尊重原书。当我们翻开最早记载,"激经"之《脉经》,书中有"今阳不足,故令激经也",由于阳气不足,冲任不固,胎失所载,血失统摄,故见胎漏下血。虽少量,一时不足为害,但若持续日久,则必损胎。

再观历代医家之说,多数认为是病态。如隋·巢元方《诸病源候论》于妊娠漏胞候记载:"漏胞者,谓妊娠数月而经水时下。此由冲脉、任脉虚，不能约制太阳、少阴之经血故也。冲任之脉，为经脉之海，皆起于胞内。手太阳，小肠脉也；手少阴，心脉也，是二经为表里，上为乳汁，下为月水。有娠之人，经水所以断者，壅之以养胎，而蓄之为乳汁。冲任气虚，则胞内泄漏，不能制其经血，故月水时下，亦名胞阻。漏血尽，则人毙也。"认为是病理情况，亦称之为"胞阻"。

宋·陈自明《妇人大全良方》妊娠漏胎下血方论第五："妊娠经不时下，此由冲任气虚不能约制，盖心小肠二经，相为表里，上为乳汁，下为月经水，故妊娠经水，壅之以养胎，蓄之以为乳。若经水时下，曰胞漏，血尽则毙矣。"陈自明的观点与巢元方相同，均认为是病态。并曰"胞漏"之病名。

于《沈氏妇科辑要笺正》，张山雷更是笔触犀利地指出："若妊娠后月月行经，又不碍胎，惟旺盛者偶或有之，然虽如期而来，亦必不如平时之多，方为有余而溢之征。如其按月能行，且亦如未孕之状，则终恐固摄无权，半产可虑。胎盛一说，已非确论。又曰垢胎，更是无知妄作，可鄙已极。"仍告诫"终恐固摄无权，半产可虑"。

于临床上，若见孕后仍有少量阴道出血者，应排除阴道、子宫颈以及宫内异常情况，如宫腔慢性炎症、粘连，子宫内膜异位症病灶出血，胎盘因素等，切勿掉以轻心，误认为激经是正常现象而贻误病情。

综上所述，所谓孕早期，仍按月少量行经的"激经"，并非是生理性。称之为"胞阻""胎漏"。严重者，则可导致半产，甚至危及生命。

✿ 第四节　再议"天癸"

"天癸"一词出自《素问·上古天真论》，历代医家有关"天癸"的解释则众说纷纭。现《中医妇科学》基本认为：天癸源于先天，藏之于肾，受后天水谷精微的滋养而逐渐成熟泌至，是促进人体生长、发育和生殖的一种物质。笔者对天癸所藏有自己不同的看法。

一、历代医家对"天癸"的认识

"天癸",出自《素问·上古天真论》中,"岐伯曰:女子七岁,肾气盛,齿更发长。二七而天癸至,任脉通,太冲脉盛,月事以时下,故有子……七七,任脉虚,太冲脉衰少,天癸竭,地道不通,故形坏而无子也。丈夫八岁,肾气实,发长齿更。二八,肾气盛,天癸至,精气溢泻,阴阳和,故能有子……七八,肝气衰,筋不能动。八八,天癸竭,精少,肾脏衰,形体皆极……今五脏皆衰,筋骨解堕,天癸尽矣,故发鬓白,身体重,行步不正,而无子耳。"

从这段论述中,"天癸"出现五次,在女子"天癸至、天癸竭";在男子则"天癸至、天癸竭、天癸尽"。这段论述也说明了几个问题:其一,天癸男女皆有;其二,天癸的至与竭,关系到女子的月事、男子的精气溢泻;其三,天癸与有子、无子息息相关。天癸至则有子;天癸竭、尽,则无子。天癸一词,仅在《上古天真论》篇提及,余未再见有出现过。

"天癸"为何物?一直是后世医家争论的话题,也是历代纷说,莫衷不一。隋·杨上善《黄帝内经太素》注云:"天癸,精气也。"宋·陈自明《妇人大全良方》:"天谓天真之气,癸谓壬癸之水,故云天癸也。"但于月经病中又列出"天癸过期方论",似乎又将天癸当月经解。马莳《黄帝内经素问注证发微》则认为:"天癸者,阴精也。盖肾属水,癸亦属水,由先天之气蓄极而生,故谓阴精为天癸也。"明·张景岳《类经附翼·质疑录》:"天癸者,天一所生之真水,在人身是谓元阴,即曰元气。"清·张志聪《素问集注》:"天癸者,天一所生之癸水也。"高士宗《素问直解》:"天癸者,男精女血,天一所生之癸水也。"还有人从《易经》的角度解释天癸。

自《素问·上古天真论》提出天癸以后,历代注家颇多。对天癸的认识,大致可分为四种:①天癸是一种阴精;②天癸是元阴、元气;③天癸是男精女血;④天癸为月经。前三者,基本认为天癸是与肾及生殖有密切关系的精微物质。至于天癸为月经说,与《上古天真论》中男女皆有天癸之说矛盾,不攻自破。

至于天癸与西医学中何种物质相关，随着西医的传入，有不少人常常会用以下这么一种思维方式。有人从西医的性腺轴理论，认为在下丘脑－垂体－卵巢轴中，天癸类似下丘脑促性腺激素释放激素和垂体所分泌的促性腺激素；有人认为是促进性腺发育成熟的物质；有人认为天癸指女性生殖功能；有人认为天癸与西医学所说的生殖内分泌素相同；等等。笔者以为，天癸约类似生殖内分泌激素。

但中、西医两套理论体系不同，思维方法不同，不能生搬硬套。中医的理论，应从中医的角度，用中医的思维去认识。

二、"天癸"藏于脑

历代多数医家，包括现代教科书，都认为"天癸"藏于肾。而笔者认为，"天癸"藏于脑。此言与众多解释"天癸藏于肾"之说不同。

天，指人的头顶。《说文解字注》："天，颠也。至高无上从一大。"人体之巅，脑也。癸，《说文解字注》："癸，冬时，水土平，可揆度也。象水从四方流入地中之形。"其本质属天干中的癸水，有阳中之阴的意思。"天癸"即"天水"。"至"，《说文解字注》："鸟飞从高下至地也。从一，一犹地也。"人体最低部位，则是女子胞宫，男子精室。从而可知，"天癸至"是指天癸从人体最高处之脑部而下达胞宫、精室。天癸来自先天父母，藏之于人体最高处——脑。

三、"天癸"的生成

对于"天癸"的生成，首先应明确"天癸"的性质。天癸，为天一所生之癸水。肾者主水，又主生殖。而天癸的至与竭，则关系到男子的精气溢泻，女子的月事潮止，以及有子无子。由此可见，天癸，男女皆有，是促进男女生殖功能发育、成熟的精微物质。天癸源于先天之精，藏之于脑，受后天水谷精微的滋养。肾者藏精，主骨生髓，通于脑，脑为髓之海，齿为骨之余，肾华在发。故《素问·上古天真论》中，把人的"发""齿"等，作为人体生殖功能发育各阶段的一个重要外在标志。肾气盛，齿更发长；肾气平均，故真牙生而长极；肾气衰，发堕齿槁，甚则齿发去。天癸尽矣，故发鬓白，而无子耳。而其中与天癸的至与竭、尽，密切相关。从幼年开始，随着肾中精气的逐渐充盛，身体逐渐发育，肾充则髓实，髓实而化生天癸，天癸满则由脑下溢于冲任、胞宫（精室）。天癸至，则女子月事以时下。男子则精气溢泻，阴阳和，故有子。随着年龄的增长，肾气的虚衰，髓海不足，脑失所养，天癸涸竭。女子七七则地道不通，形坏而无子。男子八八天癸竭，精少，肾脏衰，形体皆极，则齿发去，而无子耳。

四、"天癸"如何发挥作用

女子发育到一定年龄，肾气充盛，肾主骨生髓，脑为髓之海，肾气充盛，髓实而天癸成熟满溢，天癸通过冲、任、督三脉由脑下达于胞宫，主宰人体生殖功能。由于冲、任、督三脉皆起于胞中，督脉行于人体背部，上达项入脑至颠顶。任脉，下出会阴，循腹部正中上行，上绕口唇，经面部，入目眶下。冲脉，其上行支挟足少阴肾经，并足阳明胃经，环绕唇口。先天之精需要后天之精的不断补充，才能维持机体的生命活动。所以天癸与后天之本脾、胃也有着重要的关系。

总之，天癸源于先天之精，藏之于脑，受后天水谷精微的滋养，随肾气的充盛而泌至，随着肾气的虚衰而竭止。天癸，男女皆有，是促进男女生殖功能发育、成熟的精微物质。

❀ 第五节 "新产"析疑

"新产"一词出自《金匮要略》产后病篇。"新产妇人有三病，一者病痉，二者病郁冒，三者大便难"，除此之外，对于产后病篇中的其他疾病，张仲景均称之为"产后病"。由此可见，张仲景认为"新产"是有别于"产后"的。然而，对于"新产"一词，诸多《金匮》注解大多一带而过，或将新产与产后混为一谈。1 版至 5 版《中医妇科学》教材尚未提及，仅 6 版教材提及"目前根据临床实际，倾向将产后 7 天以内称为'新产后'"。虽如此，至少已意识到"新产"与"产后"有别。"新产"与"产后"有别，那"新产"为产褥期的哪一时期？具体有何区别？

清·严鸿志于《女科证治约旨》一书中提出，"妇人产后三候内当属新产，三候外百日内当属产后"，较为明确地将"新产"与"产后"区分开，并确定三候内为新产。"候"为古代的时间单位，一候为 5 天，三候则为 15 天。因此，妇人产后 15 天内，当属"新产"。

产褥期中，头 15 天为"新产"。在这段时间，产妇生理变化有别于产后，其特点：亡血伤津，阴阳气血变化急骤，故易生诸症。张仲景提出的新产三病，痉、郁冒、大便难，均与新产后生理变化特点密切相关，虽表现不一，但其发病的病理基础是相同的，同为亡阴血、伤津液，故为新产之常见病、多发病。

产后 15 天后，所失之阴血、津液渐复。因此，由亡阴血、伤津液所致之病症则渐少，而摄生不慎，或素体因素，或感邪，则易致瘀血为患；或伤食或蕴热所致诸病，每虚中夹实。产后发热、产后腹痛、产后恶露不绝、产后小便异常、产后乳汁异常等病与"新产"之病不同。故仲景将"新产"列于产后篇之首，以示后人，可见其匠心所在。明确"新产"与"产后"的不同，更有利于提高对新产病及产后病的诊断和治疗。

产褥期，是产妇全身器官除乳腺外恢复或接近正常未孕状态所需的一段时期，一般为 6 周。正常产褥期，母体多数在产后 2 周变化较大。如子宫的复旧，是产妇在产褥期最大的变化，要恢复到孕前大小，一般需要 6 周左右，但在 2 周内变化最大。产妇生理性贫血，于产后 2～6 周方可恢复至孕前。妊娠期高凝状态于产后 2～3 周内降至正常；妊娠期胃肠肌张力及蠕动力减弱，约需产后 2 周恢复，故产妇产后便秘，一般以新产为多见。恶露的排出也是约 2 周后变为白色恶露。产后的 7～14 天，乳汁的分泌为过渡乳，是初乳向成熟乳转化的转折点。由此可见，产后 15 天内是产褥期变化最大的一段时期，也是某些疾病的好发时期。

综上所述，产后 15 天内为"新产"，"新产"是产褥期中生理变化最为急骤的时期。产后 15 天后的产褥期内，则属产后。产后 15 天后的产褥期，产妇生理上相对较为平稳，病变相对平缓而不急骤。

❋ 第六节　基础体温变化与女科临床

一、基础体温产生机制的中医探讨

中医认为，阳气者，若天与日，具有温煦卫外、升腾气化等作用。正常基础体温是由低、高温形成的双相体温，其产生与月经周期中阴阳气血的消长变化相关。月经周期中，阳气升腾气化而致基础体温升高，形成具有女性生理特点的双相体温变化。发育成熟的女性，在肾气－天癸－冲任－胞宫轴的影响下，阴阳气血消长变化形成月经期、经后期、经间期、经前期四期。月经后期血海空虚，阴血滋长以修复，故此期基础体温表现为低温相；至经间期，则重阴必阳，阳气内动，升腾气化，温化在阴血滋长下的子宫内膜，助其阴阳转化同时，促进排卵，也使体温微升。排卵过后则是阳长阴消的过程，因此，基础体温升高 0.3 ~ 0.5℃，呈高温相，并持续 14 天。若未受孕，则物极谓之变，月事以时下，形成了月经期。如此周而复始，循环无端。

二、基础体温变化与中医辨证关系

若体内阴阳失调，则可在基础体温上表现，反之，基础体温异常也可反映体内阴阳虚实的变化。

异常基础体温：有单相基础体温、异常双相体温。在单相基础体温中，以偏高、偏低、犬齿状三种类型为常见；双相体温异常者，常常表现斜上坡、斜下坡、温差小、高温短等。

偏高：基础体温低温高于 36.5℃ 者称为偏高，临床常见于阴虚证或血热证。阴虚内热，阴不敛阳，虚阳亢奋；或血热内蕴，热盛阳亢，故见基础体温偏高。临床表现为头晕，耳鸣，潮热颧红，腰膝酸软，五心烦热，咽干口燥，心烦胸闷，寐差，小便短赤，大便干结，舌红苔薄黄或少苔，脉数或细数。

偏低：基础体温在 36 ~ 36.5℃ 之间或更低，称为偏低，常见于脾肾两虚证或脾虚证。阳虚气弱，升发无力，故基础体温偏低。临床表现为神疲乏力或头晕耳鸣，腰膝酸软，面色㿠白或萎黄，大便稀溏，小便清长，舌淡胖、边有齿印，苔薄白或水滑，脉细滑。

犬齿状：基础体温或高或低，起伏不定，波动较大。多见于肝郁气滞或肝郁化火。肝失疏泄，气滞遏阳，郁热升散，故见基础体温高低起伏。临床可表现为口苦咽干，胁肋胀满，乳房胀痛，或抑郁寡欢，喜叹息，或烦躁易怒，舌淡红，苔薄白，脉弦。

双相基础体温在临床上可作为排卵的重要标志。排卵期重阴转阳，是体内阴阳转化变动时期。由于素体差异，阴阳盛虚不同，故基础体温的变化也不同。西医认为卵巢黄体功能健全情况不同，体内的激素水平亦有不同，这些都会影响到基础体温的曲线。因此，基础体温的波动起伏情况、温差情况、高温持续情况等均可在一定程度上协助辨证。异常的双相基础体温，多见于以下几种：

温差小：即基础体温上升不足 0.3℃。常见于气虚、阳虚或脾肾两虚证。阳气虚弱，则失其温养，气陷而体温不升。临床表现为形寒怕冷，小腹冷感，面色㿠白，小便清长，大便稀薄。

高温呈上坡状：表现为排卵期基础体温上升缓慢而呈上坡状，一般需要 3 ~ 4 天才能升高 0.3 ~ 0.5℃，临床常见于痰湿阻滞，阳遏不彰，或肝郁肾虚者，气滞遏阳或阳虚不振，故见高温缓升而呈上坡状。临床常见表现为高温相少于 9 天，多兼见精神抑郁，面色无华，头晕耳鸣，腰酸膝软，可伴带下稀少，甚则阴中干涩，舌淡红，苔薄白，脉弦细、尺沉。

高温呈下坡状：此型表现为后半期基础体温高温持续不足 10 天就开始缓慢下降或下降呈下坡状，多见于肾阳虚证或脾肾两虚，阳虚气弱，升散乏力。故无法支撑高温。临床表现形寒怕冷，经前可有腹泻，或颜面浮肿，小便清长，夜尿频多等。

高温相延长：此型患者表现为高温相持续超过 14 天但不超 16 天，居高不下，临床多见于湿热郁结证或气滞血瘀证或癥瘕患者。邪热内蕴，挟阳升腾失度。故高温持续，随经下而热退，基础体温方下降。表现为经来腹痛，质黏稠臭秽，色红，或素带下色黄如脓，臭秽，或见舌红苔黄腻，脉滑数；或经潮下腹胀痛，经血色暗红，夹有血块或者经血排出不畅、点滴而下，舌紫暗、尖边有瘀点瘀斑，苔薄白，脉弦细。

发育成熟的健康女性，阴阳平衡，则基础体温低、高有序，呈双相基础体温。若阴阳气血偏颇，则基础体温亦出现异常。根据基础体温的变化，其临床作用有：①可协助诊断早孕。双相基础体温者，高温超过 20 天。②了解排卵日。一般规律周期者，排卵是在倒数第 14 天，基础体温最低日为排卵日，借此指导性生活。③了解卵巢功能。从高温相的高低、曲线变化，间接了解黄体功能。④孕早期基础体温的变化，亦能间接反映胚胎发育情况，若突然下降，则预示孕激素下降，胚胎难保。

总之，基础体温虽为西医理论，但可西为中用，衷中参西，用中医的理论思维来认识、解释基础体温，并借用于协助诊断，为中医的辨证提供客观依据。

第四章

女科疾病施治心得

女科疾病的产生，无不由于脏腑功能损伤，气血失调，经络失常，导致子宫、乳房功能失常，而致经、带、胎、产、乳等女科疾病的产生。女科治则的确立，无不遵循"审因论治"，或"谨守病机，各司其属"的原则而设。我在临床中有三个体会：

1. 调补脏腑，勿忘心肺

五脏之中，在女科多重肾、肝、脾三脏，而对心肺的作用，似乎不够重视。

心为五脏六腑之大主，主神明，主血脉，与子宫有直接络属关系。水谷精微得心气方能化赤为血，心阳之气下达，心血下交于胞宫血海，满而溢，则月经以时下，两神相搏，胎孕可成。故于女科疾病中，不能忽略心的作用，当宁心安神，固血脉。

而肺，更是不被重视。殊不知，肺主一身之气，血之生化与肺气调节息息相关，女子以血为本，若肺气失宣，则月事不以时下，血不化为乳。故当宣肺、润肺、益肺，以理血调经化乳。

气血的形成，月经的正常与否与心肺密切相关，故治女科病，勿忘心肺，当宁心宣肺，以调气血。

2. 通利三焦以调升降

三焦者，作为六腑之一，由于受"有名无形"一说而长期不被重视，其实不然。三焦者，上焦如雾，中焦如沤，下焦如渎，敷布气血，运化水谷，济泌别汁，通调水道。女科的疑难杂症，病非一脏一腑，每每由三焦不利，气血不化，水谷不运，升降失调所致。

故治当通利三焦，宣上焦，疏中焦，利下焦。用药还当顺应三焦之特性，治上焦如羽非轻不举，不仅选用如叶类物轻性清、宣上之品，用量亦当轻。治中焦如衡，非平不安。治中焦者，当固护脾胃，脾胃者升降之枢纽也，脾气主升，胃气主降，健脾和胃，使之升降平衡。治下焦如权，非重不沉。治下焦，用药当重镇，通利糟粕。

3. 顺应胞宫与乳房开阖

胞宫与乳房之间有上下表里关系。胞宫主月经，孕育胎儿，排恶露，有藏有泻。乳房与之相应，随月经周期变化同步出现周期性乳腺的充盈与复旧，协同完成养胎与产后乳汁的分泌。通过哺乳，不仅为新生儿提供精美食粮，还协助胞宫排出恶露，完成复旧。故当顺应胞宫与乳房开阖，上下相互兼顾，可下病用上药，用通乳之药，以调月经；亦可上病用下药，用调经之品，以通乳。

❀ 第一节　月经病施治心得

月经的周期、经期、经量、经色、经质发生异常，或伴随月经周期，或经断前后出现异常，则为月经病。

一、月经病，治重"调"字

于治病中，唯月经病的治疗，称之为"调经"。重在一个"调"字，这是为何？月经，月月如期，其周期性与规律性，是通过月经的期、量、色、质来表现的。一旦有病，则出现月经的期、量、色、质异常。如《妇科玉尺》："经贵乎如期，若来时或前或后，或多或少，或月二三至，或数月不行皆为不调。不调则病作。"《灵枢·五音五味》："今妇人之生，有余于气，不足于血，以其数脱血也。"血常不足，气常有余，气血失调，而生诸症。

调者，和也。也就是通过治疗，令月经的期、量、色、质和调，伴随月经周期，无不适，方为常。

如何"调"？也就是令阴阳平衡，气血和调。补其不足，泄其有余，以平为期。

补血之不足有四物、八珍、归脾、当归补血汤辈；有余之气，每循冲任二脉上逆，故其治当平冲降逆，用柴胡、桂枝汤类；至于气滞者，用逍遥散、柴胡疏肝散；"气有余便是火"，若有热时，则用丹栀逍遥散；血寒者，温经汤主之；血瘀者，桃红四物汤辈；痰阻者，苍附导痰汤类等。

二、调血宜分"生、化、主、宣、统"

女子以血为本，以血为用，而数伤于血，血常不足。调血是常用治法。如徐灵胎于《临证指南医案·调经》评曰："妇人之疾，除经带之外，与男子同治。而经带之疾，全属冲任，治冲任之法，全在养血。故古人立方，无不以血药为主者。"然而，由于禀赋差别，感邪不同，血不足之因各异，所治有别。包括了血的生成、转化、运行等。

生血不足者，补之于脾胃。脾胃虚弱，生化乏源，故当健脾和胃，以资化源。世人多注重脾而轻胃，殊不知，如《灵枢·玉版》说："人之所受气者，谷也。谷之所注者，胃也。胃者，水谷气血之海也。"阳明为多气多血之经，冲脉隶属于阳明，冲为血海，胃和则血气化生有源。宜八珍、归脾、理中汤类。

化血不足者，肾虚也。精与血同源，但所藏不同。肾藏精，精化气生血，补肾填精，以助化气生血。宜用归肾丸、保阴煎类。

血失所主者，当养心血。心主血脉，心气推动和调节血脉循行于脉中，周流全身以发挥营养和滋润作用。心与胞宫有直接络属，如《素问·评热病论》曰："胞脉者，属心而络于胞中。"心不主血脉，心气不能下通胞宫，则月事不以时下。故当用归脾汤、天王补心丹、柏子仁丸、炙甘草汤等主之。

血失宣化者，益肺。由于肺主一身之气，肺朝百脉、主治节，通调水道，下输膀胱。《素问·经脉别论》："脉气流经，经气归于肺，肺朝百脉，输精于皮毛。"《素问·五脏生成论》："诸气者，皆属于肺。"肺主之气，以辅佐心脏调节气血津液的运行，同时也调节着月经潮止与运行。血失宣化，则不仅有血虚之征，还有水道失调之症，肥胖、便秘等。治当养血宣肺，用百合地黄汤、芎归二陈汤、苍附导痰汤等。

血失统摄者，血不循经，多以出血性疾病为主。气虚者，固摄无权，冲任不固，宜益气固冲止血，药用固冲汤、固本止崩汤、圣愈汤、补中益气汤、独参汤等；血热者，热扰冲任，迫血妄行而离经，宜清热凉血，热去而血归经，用清经汤、两地汤、保阴煎、丹栀逍遥散等；癥瘕瘀阻冲任，血不归经，当消癥化瘀，瘀除血归经，药用逐瘀汤辈。

故调经治血，还得顾其生、化、主、宣、统，整体思辨。

三、调经应酌加活血化瘀之品

女子多瘀，乃因女子一生经、孕、产、乳，数伤于血，血易离经而为瘀；又气常有余，女性素性抑郁，肝喜条达，恶抑郁，肝气郁结，失于疏泄，易致气血运行不畅，气滞血瘀；加之经期、产后，余血未净之时，血室正开，易感寒、热、湿等外邪，外邪乘虚而入，蕴结下焦，与血搏结，瘀阻冲任、胞宫；或思虑日久伤脾，脾失健运，气血生化乏源，气虚血瘀；或手术损伤，如人工流产、诊刮术等操作，直接损伤冲任，影响气血的运行而致瘀。或于经期，产后调治失当，离经之血未尽之时不禁房事，致邪毒内侵，邪毒与血相搏结成瘀。或过早应用止涩药，致血留成瘀。恰如徐灵胎云：“妇人之疾与男人无异，唯经期胎产之不同，且多瘀积之患，其所以多癥积之故，亦以经、带、胎、产之血易于凝滞。”

故女子多瘀，桃红四物、血府逐瘀辈，可为基础方加减。

四、调经当顺应月经规律及年龄变化

1. 顺应月经周期的阴阳气血变化

三旬一至之月事，分为月经期、经后期、经间期、经前期，是脏腑、天癸、冲任协调作用于胞宫，胞宫阴阳气血变化不同而形成的。胞宫为奇恒之腑，亦脏亦腑。月经期胞宫行腑的功能，以泻为顺，去旧生新，在排出月经的同时，阴血也逐渐滋长。故此时治当因势利导，引血下行，促旧血排出，以利新血滋生；经后期，血海空虚，此时胞宫行脏的功能，藏而不泻，以阴血滋长为主，此期应在辨证的基础上酌加滋阴之品，如生地、熟地、桑椹、女贞子等；经间期，阴血充盛，重阴转阳，阳气内动，阴阳转化，此期用药当酌加行气、理气、温阳、活血之品，如柴胡、香附、桂枝、丹参等；经前期，阳长之期，若未受孕，则重阳转阴，新一周期复始。经前期阴阳俱实，气实血盛，经前不补，尤忌滋腻之品。但若阳长不足者，可酌加温阳药。

2. 顺应不同年龄论治

不同年龄，生理病理不同，治当有别。青春少年，肾气未充，治重补肾以促肾气充盛。规律的月事以时下，便进入了性成熟期。此期女性成家立业，奋斗拼搏，生儿育女，耗血伤肝；也是情感最为复杂的年龄段，最易伤肝。肝藏血，主疏泄，性喜条达，恶抑郁。其病每肝藏常不足，肝用常有余。故治疗中，应注重养肝、疏肝、柔肝。五七至七七之年，女子之衰，始于阳明脾胃，绝经之后，先天肾主生殖之功能衰竭，故女性中晚年当顾护脾胃，以后天养先天。

附：月经病病案

1. 痛经

叶某，26岁，初诊于2018年6月13日。

主诉：经行腹痛8年，渐加剧2年。

现病史：自高考复习紧张至今8年以来，月经或前或后5~6天，每于经行前一天开始下腹胀痛，持续至经行第二天，在大血块下后痛减，经色暗红，伴乳房胀痛，大便溏，寐差。近2年来加剧，痛剧伴大汗出，面色苍白，卧床不起。3年前曾人工流产1次。末次月经：2018年5月20日。辅助检查：CA125 87IU/L；B超示：子宫饱满，肌壁间回声欠均匀，双附件未见明显占位性病变。舌尖红，边瘀斑，苔薄黄腻，脉弦。

辨证：气滞血瘀夹热。治法：疏肝清热，化瘀止痛。

方药：丹皮12g、栀子9g、当归12g、川牛膝15g、生地12g、赤芍9g、延胡索12g、川楝子9g、桃仁9g、柴胡9g、茯苓15g、马鞭草15g。7剂。

二诊：2018年6月20日。正值经期，末次月经：2018年6月18日。此行月事以时下，腹痛减，经量中，血块小，便溏，舌尖略红，边瘀斑，苔薄白腻，脉弦。于上方去栀子、生地，加蒲黄9g、五灵脂9g，续进7剂。

三诊：2018年6月27日。经行6天干净。刻下：经净2天，症平，大便成形，舌淡红，边瘀斑，苔薄白，脉弦。鉴于患者热已解，其治转入疏肝理气，化瘀止痛。方药：丹皮 12g、乌药 9g、当归 12g、炙甘草 6g、红花 3g、赤芍 9g、延胡索 12g、五灵脂 9g、桃仁 9g、蒲黄 9g、川芎 9g、马鞭草 15g。7 剂。

连续治疗 3 个月经周期，经行以时下，下腹微痛。症状虽已改善，但还得引血归经，清瘀散结，巩固疗效。

[按语] 该患者以痛经、子宫增大，CA125 增高为主要病史特征。综观脉症，证属气滞血瘀夹热。肝郁气滞，离经之血瘀阻冲任，胞宫气血运行阻滞，不通则痛。

导致痛经的常见病因，多为寒凝、气滞、血瘀；痛经的产生，不外乎"不通则痛""不荣则痛"两端。虚者，多由冲任失养，胞脉失濡，不荣而痛；实者，由冲任阻滞，胞脉气血运行受阻，不通则痛而致。临床以实证痛经为多见。

痛经的治疗以温、通为主，因血得温则行，气行则血行；平时审因以治本，经期当因势利导，助胞官行腑之功能，引血下行。本病痛经主要是血的离经而致，而治疗的难、重点是引血归经。气为血帅，气行则血行，气顺则血循其道。

2. 月经过少

案一：李某，28 岁，初诊于 2018 年 10 月 28 日。

主诉：经量减少 2 年，加剧 1 年。

现病史：缘于 2 年多前，行无痛人工流产术后，月经周期尚规则，但月经量明显减少，近 1 年来，由原 5 天的持续时间，缩短到如今 2 天干净，色淡暗红。经期前后伴乳房胀痛，小腹胀痛，头痛，烦躁易怒，二便尚调。末次月经：2018 年 10 月 20 日，上次月经：2018 年 9 月 25 日。人工流产一次，生化妊娠一次，未生育。

B超：①子宫肌瘤；②宫腔粘连性；③子宫内膜薄；④双乳腺小叶囊增生。性激素：卵泡刺激素 11.25IU/L，黄体生成素 4.88IU/L，雌二醇 108pmol/L，孕酮 1.56nmol/L，睾酮 2.89nmol/L，催乳素 284.41mIU/ml，抗米勒管激素 3.54ng/ml。舌边瘀斑，舌下静脉曲张，苔薄白，脉弦。

证型：气滞血瘀。治法：疏肝理气，化瘀调经。

方药：柴胡 9g、当归 12g、川芎 9g、炙甘草 6g、桃仁 9g、红花 6g、赤芍 9g、鸡血藤 15g、丹皮 12g、生地 12g、丹参 9g、荔枝核 9g、茯苓 15g。7 剂。

二诊：2018 年 11 月 5 日。药后带下增多，色白，余症平，舌、脉同上。守上法，上方加桑椹子 15g、五味子 9g、菟丝子 15g。续进 7 剂。

三诊：2018 年 11 月 12 日。时至经前，乳房较以往丰满胀痛，情绪虽有点急，但平静许多。舌边瘀斑，舌下静脉曲张，苔薄白，脉弦尺略滑。方药：柴胡 9g、当归 12g、川芎 9g、炙甘草 6g、桃仁 9g、续断 12g、赤芍 9g、鸡血藤 15g、丹皮 12g、生地 12g、丹参 9g、荔枝核 9g、白术 15g、菟丝子 15g、覆盆子 15g、五味子 9g。

四诊：2018 年 11 月 19 日。素月经多提前 3 ~ 5 天而至，今月经应至而未至，乳房胀，二便调。舌边瘀斑，舌下静脉曲张，苔薄白，脉弦尺滑。查血人绒毛膜促性腺激素（HCG）769mIU/mL，甚喜，因有生化妊娠的经历，有所担心，要求保胎治疗。后足月剖宫产一男，母子平安。

[按语] 月经过少，是妇科常见病、多发病。证有虚、有实，除先天不足外，更多见于后天的损伤。该患者人工流产术后，导致宫腔粘连，加之卵巢功能低下，素体郁怒，肝失疏泄，气滞血瘀，冲任失调，复加胞宫损伤，胞脉阻滞，两精不能相搏，故经少，孕而不育。其治，郁而达之，瘀者导之，血府逐瘀汤加减。由于病在胞宫，故去引药上行之桔梗，易荔枝核，荔枝核主入肝经，味辛能行，味苦能泄，辛温祛寒，有疏肝理气、行气散结、散寒止痛的功效。

另于经前触之尺脉微滑，疑有孕，则去破血之红花，加白术、菟丝子、覆盆子以补脾肾安胎。

案二：林某，女，38 岁，初诊于 2018 年 4 月 21 日。

主诉：经量减少 1 年，加剧半年。

现病史：近 1 年多来，工作较为繁忙，月经逐渐减少，半年来更是明显减少，甚至点滴而净，经期伴便溏。素有"胃炎"史，胃脘部闷痛，嗳气吐酸，易腹泻。刻下：经行 2 天，已净，便溏，神疲乏力，纳差，夜寐欠佳，舌暗略胖中裂，边见齿痕、瘀斑，脉细弦。末次月经：

2018 年 4 月 17 日。

抗米勒管激素 0.4ng/ml；性激素：卵泡刺激素 5.26IU/L，黄体生成素 2.87IU/L，雌二醇 40.5pmol/L，孕酮 1.56nmol/L，睾酮 0.71nmol/L，催乳素 73.97mIU/ml。

证型：肝郁脾虚夹血瘀。治法：疏肝健脾，活血化瘀。

方药：党参 30g、茯苓 15g、白术 15g、炙甘草 6g、柴胡 9g、白芍 9g、扁豆 9g、瓦楞子 15g、莲子 15g、桃仁 9g、当归 12g、补骨脂 9g。7 剂。

二诊：2018 年 4 月 29 日。药后嗳气吐酸除，仍便溏，胃脘闷痛尚存，伴手足凉。舌、脉同上。守上法，上方去瓦楞子，减当归量为 9g，加姜半夏 9g、桂枝 9g、吴茱萸 6g，再进 7 剂。

三诊：2018 年 5 月 5 日。药后手足温，胃舒服，大便成形、软，复查抗米勒管激素 0.913ng/ml。舌淡红，略胖中裂，苔薄白，脉弦。效不更方，再进 14 剂。

四诊：2018 年 5 月 19 日。末次月经：2018 年 5 月 16 日，此行经量略增，经期大便软，精神佳，体力增。舌淡红，略胖中裂，苔薄白腻，脉弦细。方药：党参 30g、熟地 15g、白术 15g、炙甘草 6g、柴胡 9g、白芍 9g、姜半夏 9g、菟丝子 15g、怀山药 15g、桃仁 9g、当归 12g、覆盆子 15g。14 剂。

连续治疗 2 个多月，患者自觉诸症明显好转，干涩的阴道也湿润，大便已成形。重要的是月经量增多，持续时间由 2 天延长至 4 天。末次月经：2018 年 7 月 9 日。复查性激素：卵泡刺激素 8.47IU/L，黄体生成素 3.33IU/L，雌二醇 265.26pmol/L，孕酮 3.16nmol/L，睾酮 1.09nmol/L，催乳素 322.88mIU/ml；抗米勒管激素（AMH）1.051ng/ml。

[**按语**] 近年来，月经过少的发病率明显提高，除上述局部损伤外，无不与卵巢功能早衰有关。抗米勒管激素（AMH）是评估卵巢储备功能的一种激素，它的正常范围是 2.2 ～ 6.8ng/ml。如果 AMH 值低于 1.1ng/ml，表示卵巢储备功能下降。该患者年虽逾五七，但未到天癸竭尽之年，AMH 却仅 0.4ng/ml，提示其卵巢功能早衰，故出现月经量少，进一步发展，则会导致月经闭止。该患者，缘于素体脾胃虚弱，加之过劳，过劳更伤脾胃，《素问·上古天真论》"五七，阳明脉衰"，两虚相

得，故出现五七之年呈七七之变，而见月经量少，甚至点滴而下。虽说"肾为月经之本""天癸之源"，但患者除经少之外，多呈脾虚之征，审因论治，以参苓白术散合《傅青主女科》治疗"年未老经水断"的"益经汤"加减治之。经辨证治疗，诸症皆减，从 AMH 及性激素的前后对比，也有明显改善。

3. 崩漏

张某，15 岁，学生，初诊：2015 年 5 月 5 日。

主诉：初潮后月经异常年余，阴道不规则出血 14 天。

现病史：自去年 1 月份月经初潮，至今不规则子宫出血年余。3 个月前因大出血住某医院用乙烯雌酚及止血酶治疗，血止出院。出院后拒绝用激素治疗，未进一步系统治疗。末次月经 2015 年 4 月 21 日，此次阴道不规则持续出血已 14 天，至今淋漓未净，其间曾服止血药（具体不详）无效。现经色暗红，夹少量血块。形体瘦小，面色萎黄，神疲乏力，口干，五心烦热，舌质红，苔少薄黄，边有瘀点，脉细数。

证型：气阴两虚。治法：滋阴清热，化瘀止血。

方药：女贞子 15g、旱莲草 15g、生地 9g、牡丹皮 12g、炒栀子 9g、黄柏 9g、蒲黄 9g、五灵脂 9g、川牛膝 15g、党参 15g、茯苓 15g、地骨皮 12g。7 剂。

二诊：2015 年 5 月 12 日。服药后出血已止，余症俱减。舌尖红边有瘀点，苔薄白，脉细数。方药：生地 12g、女贞子 15g、旱莲草 9g、黄柏 9g、赤芍 9g、当归 9g、川芎 6g、党参 15g、茯苓 15g、白术 9g、炙甘草 6g、地骨皮 9g、桃仁 9g、菟丝子 15g。

连续服用 1 个月，月经周期恢复正常，每次行经持续 4～5 天，量中。

[**按语**] 本患者肾失封藏，冲任不固，血海蓄溢失常而成经血淋漓不净。而今出血日久，阴血亏虚，虚热内生，热迫血妄行，血海不宁，又加剧出血。先予滋阴清热，离经之血便是瘀，而佐以化瘀止血。药证合拍，故药后血止。观其舌尖尚红，余热未清，治仍以滋阴补肾为主，然"善补阴者，必于阳中求阴，则阴得阳生而泉源不竭"，故少佐补阳之品以助阴血化生之功。合八珍汤以补益气血，以益月经之源。

4. 乳溢－闭经综合征

魏某，女，20岁，学生。主诉：停经6个多月，伴乳房可挤出少许乳液。

现病史：月经13岁初潮，周期错后，近3年来因学习紧张劳累而月经3～5个月一行，量少色淡，3天干净。曾到医院诊治，服用中药及安宫黄体酮等药物治疗未愈。现又停经6个多月，因学习紧张，尚未治疗，自觉胃脘胀满，饮食减少，小便正常，大便稀薄无规律。查体：形体略胖，面色萎黄，挤压双侧乳房可见少量水样分泌物溢出。舌质淡晦、体胖大，舌边有齿痕，舌苔白腻，脉弦缓。

彩超提示：子宫大小5.4cm×4.1cm×3.6cm，子宫内膜厚0.8cm，右侧卵巢2.3cm×1.9cm，左侧卵巢2.8cm×2.1cm，子宫大小形态正常。甲状腺功能正常。女性激素检查：催乳素44.91μg/L。

证型：肝郁脾虚。治法：疏肝扶脾，理血归经。

方药：当归9g、白芍15g、川芎9g、茯苓15g、泽泻6g、白术15g、柴胡9g、香附6g、山药20g、扁豆9g、炒麦芽30g、砂仁6g、川牛膝15g。

服药10剂月经来潮，服药2个月后测血清催乳素18.91μg/L。挤压双侧乳房仍可见极少量淡色分泌物溢出。又继续治疗2个月，月经周期正常，无乳溢，催乳素恢复正常。

[**按语**] 月经闭而不行，反而出现非哺乳期乳房乳溢，有不少病人甚感困惑。闭经乳溢的产生，主要是升降失调，子宫与乳房之间开阖失常，经乳失其道，而成非哺乳期，上则乳溢，下则子宫闭而不行经。本患者肝郁脾虚，素体脾胃虚弱，又因学习劳累过度，情志抑郁，肝郁气滞，肝失疏泄，横逆犯脾，脾虚失统，子宫与乳房开阖失常，冲任失调，血海闭止，则闭经；迫乳外泄而发生乳溢。本病例以当归芍药散加减疏肝养脾，以柴胡配川牛膝，一升一降，调节子宫与乳房之开阖；用大量麦芽以回乳止溢。诸药合用，肝气得疏，脾气得健，肝脾调和，气血通畅，升降和调，诸症得解。

5. 月经愆期

林某，34岁，初诊于 2013 年 1 月 12 日。

主诉：月事或前或后，伴无避孕 1 年多未孕。

现病史：患者结婚 3 年，1 年多前，患者于孕 40 余天，无明显诱因出现胚胎自殒，未行"清宫术"。夫妻性生活正常，爱人精液正常，未避孕至今未孕。平素月经不规则，或 40～50 天一行，或 1 月两行，量少色暗夹血块，伴腰酸腹坠，带下量中等，色略黄，喜叹息，大便干，日一行，小便自调，纳可寐安。神清，舌淡红边有瘀点，苔薄白腻，脉弦细尺沉。

辅助检查：血 HCG < 0.5mIU/ml；B 超提示：子宫内膜薄，子宫及双附件未见明显占位性病变。

证型：肝郁肾虚。治法：疏肝解郁，补肾调经。

方药：定经汤加减。菟丝子 15g、熟地 12g、当归 12g、白芍 9g、茯苓 15g、白术 9g、柴胡 9g、荆芥 6g、山药 15g、覆盆子 15g、五味子 9g、炙甘草 6g、茺蔚子 9g、女贞子 15g、瓜蒌仁 15g。7 剂。

经本方加减治疗 2 个月，患者月事以时下，适时同房，而如愿怀孕。孕期曾出现流产先兆，经保胎治疗后，喜得一健康儿子。

[**按语**] 定经汤出自《傅青主女科》，原为"经水先后无定期"而设，全方重在疏肝郁，补肾精以生肝血，使肝肾之气舒而精血旺，则经水自有定期。临床上除月经先后不定期外，凡证属肝郁肾虚证者，皆可用之。本例在定经汤基础上，加入覆盆子、女贞子、五味子，补肝肾，益精敛肺；茺蔚子入心包、肝经，理气活血调经；瓜蒌仁清热润肺、散结、通便。

6. 经行泄泻

黄某，女，26岁，初诊于 2018 年 3 月 16 日。

主诉：每于月经期前后，大便稀溏约 2 年。

现病史：近 2 年来，工作较繁忙，一到经前，则出现腹泻，轻则便溏，甚者泄泻，日 2～3 行。遇劳加剧，经净则止。月经稍后延，量渐少，色暗红，伴下腹闷痛，神疲乏力，食欲差，平素易腹泻，小便正常。

自诉胃肠镜检查未见异常。舌胖大，边有齿痕，苔白厚腻，脉细弦。

证型：脾虚。治法：健脾益气，调经止泻。

方药：党参 15g、茯苓 15g、白术 15g、炙甘草 6g、扁豆 9g、陈皮 9g、怀山药 15g、薏苡仁 30g、莲子 15g、白芍 9g、柴胡 9g、姜半夏 9g。7 剂。

二诊：2018 年 3 月 23 日。药后体力增，较前耐疲劳。时值经前，暂未出现大便异常，腰微酸，余症平，舌脉同上。方药：党参 15g、茯苓 15g、白术 15g、炙甘草 6g、扁豆 9g、陈皮 9g、怀山药 15g、薏苡仁 30g、莲子 15g、白芍 9g、柴胡 9g、姜半夏 9g、桂枝 12g、巴戟天 15g、川牛膝 15g。7 剂。

三诊：2018 年 3 月 30 日。正值经期，末次月经：2018 年 3 月 27 日，月经量中，排出畅，大便虽尚成形，但软，日一行，下腹闷痛，余无殊。舌胖大，边齿痕，苔薄白腻，脉弦。方药：党参 15g、茯苓 15g、白术 15g、炙甘草 6g、扁豆 9g、陈皮 9g、怀山药 15g、薏苡仁 30g、莲子 15g、蒲黄 9g、柴胡 9g、姜半夏 9g、桂枝 12g、巴戟天 15g、川牛膝 15g、五灵脂 9g。7 剂。并嘱于经前 1 周再复诊。

药后诉经前、经期，大便已成形。

[**按语**] 经行腹泻者多为脾虚，或肝郁克脾，或饮食所伤，或感外邪，或肾不主水等而致。经前期、经期气实血盛，有碍水湿运行，加之素体脾或肾虚，运化失司，水湿内走肠间，则泄泻。经后水湿得利，气血平复，则泻止，故治以参苓白术散加减。兼肝郁者，加柴胡、白芍以疏肝解郁；肾虚者，加巴戟天、怀山药、补骨脂；经期酌加川牛膝、车前子以引水血下行、活血利水；感风寒者，加荆芥、桂枝，以疏风解表，温经散寒。

7. 经行发热

郑某，21 岁，初诊于 2013 年 1 月 12 日。

主诉：每于经期出现发热，反复发作半年。

现病史：患者每于经期出现发热，反复发作。平素月经规则，昨日月经来潮，月经量少，色暗红夹血块，排出不畅，今为经行第 2 天，无明显诱因出现畏冷发热，体温 38.5℃，无汗，微鼻塞，无流涕，伴咽痛，口苦口渴，心烦心悸，恶心欲呕，纳差，寐安，二便调。舌红苔薄黄，脉弦数寸浮。辅助检查：血常规正常。

证型：少阳不和，营卫失调。治法：和解少阳，调和营卫。

方药：小柴胡汤加减。北柴胡 9g、党参 15g、黄芩 9g、法半夏 9g、蜜甘草 6g、荆芥 9g、卤地菊 15g、川牛膝 15g、茜草 9g、蒲黄 9g、五灵脂 9g。5 剂。

1 剂热降，2 剂热退，5 剂经净、病愈。为防再发，嘱下次经前 1 周，前来续调。

[按语] 小柴胡汤适用于妇人中风，经水适来适断，得寒热。本方融辛开苦降、寒温并用、补泻同施于一方，温而不燥，寒而不凝，和枢机，解郁热，达三焦，使全身气机升降出入有序。本例患者年轻女性，体质强壮，故减去大枣补益之品，加荆芥入血分，引邪热外解；卤地菊酸甘化阴入肝、脾二经，清热，解毒利咽痛；茜草、失笑散活血化瘀通经；川牛膝引邪下行，邪随经下而热退。加之温服取汗，助邪外出。

8. 绝经前后诸症

案一：王某某，51 岁，初诊于 2019 年 7 月 13 日。

主诉：绝经 3 年多，夏日形寒厚衣 3 个月。

现病史：患者末次月经 2016 年 10 月 7 日，已绝经 3 年多。初起畏风怕冷，不敢用电风扇，近半年加剧，整日厚衣裤裹身。自诉曾于外院全身检查，未发现有明显器质性疾病，服用中、西药，具体不详。正值夏日炎炎，仍着羽绒衣、围巾。手怕沾冷水，伴乏力困倦，心悸不安，便溏，尿频，夜尿 3～4 行，微汗出。纳少，寐欠安。舌淡红边有齿痕，苔薄白，脉细缓。扪之肢末冷，手心有汗，皮肤潮湿，无发热。辅助检查：血常规、甲状腺功能未见异常，心电图提示：T 波低平，窦性心动过缓。

证型：脾肾心虚，营卫失调。治法：健脾益肾，补心阳，和营卫。

方药：肾气丸合桂甘龙牡汤加减。桂枝 15g、炙甘草 12g、五味子 9g、龙骨 20g（先煎）、黄芪 15g、山茱萸 12g、山药 15g、牡蛎 30g（先煎）、茯神 15g、熟地 12g、干姜 6g、浮小麦 15g。

二诊：2019 年 7 月 20 日。药后患者羽绒衣已脱，围巾已解。大便软，但成形，夜尿二行，寐好转，仍怕水、畏风，舌、脉同上。守上法，上方加减续进 7 剂。方药：桂枝 12g、炙甘草 9g、白术 15g、龙骨 20g（先煎）、黄芪 15g、防风 9g、白芍 9g、牡蛎 30g（先煎）、五味子 9g、茯神 15g、熟地 12g、干姜 6g、山茱萸 12g。

[按语] 该患者年逾七七，天癸已竭，脏腑虚衰，营卫失调。审证求因，病损脾、肾、心三脏，方用桂甘龙牡汤补益心阳，肾气丸补肾益气，佐以黄芪、怀山药健脾益气，干姜助桂枝温阳散寒。全方合用，共奏温补心阳，健脾补肾助膀胱气化，调和营卫之功。二诊症已减，阳气稍振，略减桂枝量，配白芍调和营卫，酌加防风，山药易为白术，合黄芪，取玉屏风散之意，益气固表以善其后。

案二：胡某某，48 岁，初诊于 2019 年 5 月 21 日。

主诉：月经紊乱近 1 年，心烦不寐半年。

现病史：近 1 年多来，月事不以时下，数月一行，末次月经 2019 年 3 月 14 日，前次月经 2018 年 12 月 25 日。缘于半年前，家人意外死亡，目睹惨状。而后，夜不能寐，一晚仅睡 3 ~ 4 个小时，有时彻夜难眠。易惊吓，胸中懊憹、灼热，心神不宁，喜怒无常，情绪激动，易流泪，日晡潮热，暮则加剧，脘腹胀闷，口苦口臭，喉中如有物哽，纳差便溏，小便尚调。素有"慢性胃炎"史，且烦躁易怒。近半年来，全天候有家人陪同，今天由小妹陪诊。舌红，边瘀斑，苔黄厚腻，脉弦数。

辅助检查：抗米勒管激素 0.52ng/ml；卵泡刺激素 63.7IU/L；黄体生成素 46.2IU/L；雌二醇 25pmol/L。

证型：湿热瘀阻，阴阳失调。治法：清热利湿，化瘀除烦，调和阴阳。

方药：栀子 12g、淡豆豉 9g、黄连 6g、黄芩 9g、法半夏 9g、茯神 15g、莲子心 3g、柴胡 9g、党参 9g、山药 15g、茜草 9g、薏苡仁 30g、苍术 9g。7 剂，水煎 2 次分服。服药时加醋 1 汤勺。服药时间：上午 9 时、下午 3 时各 1 次。

二诊：2019 年 5 月 28 日。今天由其先生陪诊，神清色悦，情绪较为平稳，诉药后一晚可睡 5 ~ 6 个小时，是半年来睡得较好的一周，纳增，口苦口臭除，但胃脘不适尚存，大便软、细，小便增多。舌边红，瘀斑，苔白腻，根微黄。方药：栀子 12g、淡豆豉 9g、黄连 6g、黄芩 9g、法半夏 9g、川牛膝 15g、神曲 9g、茯神 15g、柴胡 9g、党参 15g、苍术 9g、炙甘草 6g、合欢皮 9g。

[按语] 患者年近七七，天癸将竭，阴阳失调，突遇家人异常故去，悲伤惊吓，百感交集，病已半年之久，诸症蜂起，夜不能寐，心阴内耗，加之肝郁之体，久郁化热，而致心肝火旺，热扰胸膈，又横逆犯胃，故心神不宁，喜怒无常，脘腹胀满。

宗《伤寒论》"虚烦，不得眠，若剧者，必反复颠倒，心中懊憹，栀子豉汤主之"之旨，予栀子豉汤清热除烦，合半夏泻心汤和中降逆消痞。加薏苡仁以健脾利湿，引邪从小便而解；合欢皮以疏肝解郁，宁心安神。虽有瘀，但急则治其标，先予清热除烦，和中降逆为治。病程已久，药后虽症减，但尚需续治，阴阳和调，心神得宁。除药治外，还必须配合心理辅导，以解其心结。

✿ 第二节　带下病施治心得

任脉不固，带脉失约为带下病总病机，证有虚实寒热。

一、治带重在明辨病理产物

证之不同，病理产物有别。肾虚者，封藏失职，为精液滑脱；脾虚者，水谷精微不化而为湿浊下注；湿热者，为湿邪热化或湿热、湿毒之邪直伤。明辨主要病理产物，是治带的关键。

二、审病理产物而涩、运、清、利

精液滑脱者带下清稀，治肾为主，宜补、宜固、宜涩，以固摄精液，方如肾气丸、内补丸。湿浊下注者带下黏稠，多为脾虚运化失职，水谷精微不化而成湿。当以治脾为主，宜运、宜升、宜燥，以健脾助运。方用完带汤、补中益气汤、易黄汤。湿热、湿毒下注者带下黄稠臭秽，先宜清、宜利，方用四妙散、龙胆泻肝汤、止带方；若带下量少，则当以养阴生津，药用地黄丸类。

若有热者，忌用固涩之品，以防留邪；虚证，当酌加止带之品，鸡冠花、椿根皮、白果等，是疗效不错的止带之品。

有局部症状者尚需配合外治法，才能提高疗效，但也要排除因他病而致的带下异常。

附：带下病医案

1. 五色带

陈某，72 岁，初诊于 2000 年 8 月 6 日。

主诉：阴道大量五色杂下分泌物 2 个多月。

现病史：绝经 25 年，配偶已逝多年，否认性生活。近 2 个多月以来，阴道排出大量灰白色黏液，继之见脓血样分泌物。于当地医院诊治，未能明确诊断，建议转上级医院进一步诊治。患者面容憔悴，体重下降，食欲减退，大便溏，小便尚调，寐差。口苦咽干，舌红，苔黄腻，脉弦数。

妇科检查：外阴萎缩，阴道潮红，阴道黏膜呈不规则溃疡，阴道内见大量脓血样分泌物，并见片状脱落，子宫颈萎缩，余未内诊。辅助检查：①白带常规：清洁度Ⅳ，未检出滴虫、真菌、淋球菌；②阴道分泌涂片：检出阿米巴包囊体；③ TCT 检查：未发现癌细胞。

诊断：阿米巴性阴道炎。

治法：清热解毒，利湿杀虫。

方药：

处方 1：黄柏 12g、白头翁 9g、秦皮 9g、黄连 6g、葛根 15g、薏苡仁 30g、苍术 9g、生地 12g、沙参 12g、炙甘草 6g、乌梅 9g、茯苓 15g。7 剂。

处方 2：白头翁 50g、龙胆草 15g。煎汤阴道冲洗，每晚 1 次，连用 7 天。

处方 3：生吃大蒜，日 3 瓣。

二诊：2000 年 8 月 13 日。药后症减，大便成形，口苦除，口干虽减尚存，睡眠好转，食欲略增。舌偏红，苔白腻，脉弦滑。妇科检查：阴道分泌物明显减少；白带常规示：清洁度Ⅲ；阴道分泌物涂片：未见阿米巴滋养体。效不更方，处方 1 加白术 15g，党参 15g，去薏苡仁，续进 7 剂；处方 2 再 3 剂，外用方改 3 天 1 次，以免太过。

三诊：2000 年 8 月 20 日。患者精神佳，无明显不适。妇科检查示：阴道仅少许分泌物，阴道溃疡面已修复。舌淡红，苔薄白，脉弦。处方：黄柏 12g、白头翁 9g、白芍 9g、怀山药 15g、葛根 15g、苍术 9g、白术 15g、生地 12g、党参 15g、柴胡 9g、茯苓 15g、炙甘草 6g。7 剂。

[**按语**] 阿米巴性阴道炎，属罕见疾病。今教科书上已取消这部分内容，但疾病还是存在。该患者年事已高，也是恶性肿瘤好发年龄。脓血样五色杂下带，伴消瘦，酷似恶性肿瘤疾病所致。阴道分泌物涂片找到阿米巴包囊体是诊断的关键，综观舌、脉、症，符合湿毒下注证，予清热解毒，利湿杀虫。方选白头翁汤加减，白头翁、秦皮、大蒜从中医角度看有清热解毒杀虫作用，从西医角度看，有抑制阿米巴作用，药症合拍，除全身用药外，同时配合局部冲洗，故收效较为理想。由于如今年轻的检验技术人员，大都未曾见过阿米巴原虫或滋养体、包囊体，给检验带来一定难度，该患者有便溏史，应该是有合并肠道阿米巴，但由于粪便标本过干，没检出阿米巴滋养体。经过以上治疗，既对症下药，又能整体思辨，排除了恶性肿瘤疾病，患者如释重负，恢复较快，随访无复发。三诊后，病情向好，鉴于白头翁汤苦寒碍胃，患者年事已高，当顾护脾胃后天之本。改易黄汤稍加白头翁，健脾祛湿，佐以清热解毒，以善其后。

2. 白带

江某，31 岁，初诊于 2018 年 8 月 7 日。

主诉：阴道分泌物持续不断，反复发作 3 年。

现病史：近 3 年来，由于工作繁忙，阴道大量分泌物，色白，质黏，无臭味。遇劳加剧，多次检查，没发现有感染滴虫、真菌等，伴头晕乏力，四肢酸楚，腰酸背痛，纳少便溏。舌淡晦，略胖，边有齿痕，苔薄白腻，脉细弦。

妇科检查：外阴正常，阴道内大量黏性糊状分泌物，子宫颈肥大，见数个潴留囊肿，子宫体后位，常大，双附件增厚，无明显压痛。白带常规：清洁度Ⅲ，滴虫阴性，真菌阴性。

证型：脾虚证。治法：健脾益气，祛湿止带。

方药：完带汤加减。苍术 9g、白术 15g、怀山药 15g、炙甘草 6g、柴胡 9g、党参 15g、荆芥 9g、椿根皮 15g、黄芪 15g、陈皮 9g、白芍 9g、车前子 12g、白果 9g、芡实 15g、黄柏 9g。7 剂。

二诊：2018 年 8 月 14 日。药后带下明显减少，舌、脉同上。方药：苍术 9g、白术 15g、怀山药 15g、炙甘草 6g、柴胡 9g、党参 15g、荆芥 9g、椿根皮 15g、黄芪 15g、陈皮 9g、白芍 9g、车前子 12g、白果 9g、芡实 15g、扁豆 9g、莲子 15g。

药后带下明显减少，症减，大便已成形。守上法，上方加减续进 7 剂。

[按语] 该患者以白带下为主症，伴脾虚诸症。方用完带汤加减，健脾益气，升阳除湿，并酌加止带之品。选择入任、带脉的如鸡冠花、椿根皮、白果、山药、芡实、龙骨、牡蛎等，是疗效不错的止带之品。若有热者，忌用固涩之品，以防留邪。

❀ 第三节　妊娠病施治心得

妊娠病的治疗，首当辨识胎元正常与否，安全用药是考虑的第一要素。中医中药在保胎上是一大优势，但并不能片面认为，中药绝对无毒副作用。俗言，是药皆有三分毒，中药同样也有毒副作用，故治疗上当谨慎。

一、平冲降逆治恶阻，慎用输液添水湿

恶阻，乃怀孕早期，恶心阻其饮食，头晕呕吐，甚至食入即吐。冲气上逆，胃失和降是恶阻的主要病机。从中医的理论，恶心呕吐者，多责之胃失和降，而恶阻区别于其他呕吐者，是由于孕早期冲气上逆，扰于胃而致。

治病求本，恶阻的治疗当平冲降逆。方用自拟桂芍平冲汤，药如：桂枝 9g，白芍 9g，党参 15g，白术 15g，炙甘草 6g，陈皮 9g，怀山药 15g，紫苏梗 6g，生姜 6g。

加减：若舌淡胖，边有齿痕，苔白腻，寒湿内盛者，宜适当加大桂枝量，酌加砂仁 6g、木香 6g，气味芳香，性温化湿；伴脘腹胀满者，酌加薤白 6g；伴有胸闷喜叹息者，酌加醋柴胡 6g，柴胡醋炙能缓和升散之性，增强疏肝理气作用；若心烦少寐，可加牡蛎 15g 以安神镇静；若舌红少津，甚至无苔，脉细数者，病已伤阴，当酌加五味子 9g、麦冬 9g、沙参 9g 等益气养阴生津之品，并配合输液，调整酸碱平衡。

有关输液，对于恶阻者，由于恶心呕吐，又不能进食，每每一到医院，要求输液。不否认对于电解质紊乱，可以通过输液予以调整。但同样应当用中医的辨证思维，辨证输液，舌红少津无苔或剥苔者，阴津亏虚，适合输液；而对于舌淡胖大，脾阳、脾气虚者，应严格控制输液量。病本水湿不化，静脉输液，遽加水液，更伤脾碍胃，无异于雪上加霜。临床上见此类患者，越输液，呕吐越剧烈，故当少输液或不输液，以防骤添水湿。

二、胞中有血血离经，化瘀安胎引归经

孕期，活血化瘀药本为禁忌，但临床不少先兆流产患者，B 超提示子宫内、胎盘后或孕囊周围有液性暗区，提示有宫腔内出血，有的合并有阴道出血、腹痛等。而子宫内出血若不能很好控制，可致流产。根据唐容川"离经之血便是瘀"的理论，此亦为离经之血，则为瘀。临床上多数有流产、宫腔手术史、盆腔炎史等。其产生多由瘀血内阻，血不循

经，离经之血则为瘀，瘀之不去，出血不止，严重者可致堕胎。

治疗时，当化瘀止血以安胎，祛瘀行滞以引血归经。虽《内经》有"有故无殒，亦无殒"之记载，但莫忘"衰其大半而止"之告诫。要严格掌握治疗方法及用药指征。首先确定胚胎发育正常，再者，辨证要准确。必须在辨证基础上，于安胎之中，佐以化瘀止血。由于化瘀药，有行血、破血之分，若用之不当，则可加重出血，甚至堕胎。因此，药物的选择，药物的配伍，至关重要。化瘀药一般要选择既能化瘀又能止血且无毒之品，如丹参、蒲黄、茜草、五灵脂等，酌选 1~2 味，用量宜轻，中病则止，勿过用，禁用破血药。至于药物的配伍，则随证加减，化瘀药可行血，必耗气，故当于用化瘀药同时，配伍黄芪、党参、白术等以补气益气，固护胎元。治疗期间，不仅要密切观察出血、腹痛等情况。还要复查 B 超、HCG 等，应动态观察。

附：妊娠病医案

1. 恶阻

郑某，28 岁，初诊于 2019 年 2 月 7 日。

主诉：停经 56 天，恶心呕吐，食入即吐，加剧 1 周。

现病史：素月经正常，停经 56 天，已确认宫内孕。停经后便出现恶心欲呕，口泛清涎，食欲不振，渐加剧，近 1 周食入即吐，食少吐多，每伴吐苦水，口干不欲饮，小便短赤，大便细少。神疲乏力，精神萎靡，皮肤干燥，寐差，舌红苔少，脉弦细滑略数。尿常规：尿酮体（+++），尿蛋白（+）。

证型：气阴两虚。治法：益气养阴，平冲降逆。

方药：党参 15g、白术 15g、五味子 9g、麦冬 9g、桂枝 9g、白芍 9g、炙甘草 6g、陈皮 6g、黄芩 9g、生姜 6g、牡蛎（先煎）15g。3 剂。水煎服，日 1 剂，小口慢饮。并嘱姜片糖当零食。

二诊：2019 年 2 月 10 日。药后呕吐明显减轻，晨起恶心尚存，体力增，口中清涎少，可进食少量米汤。小便增多，大便仍少。舌尖红，苔薄白，脉弦滑。追询：平素有"慢性胃炎"史。尿常规：尿酮体（+），尿蛋白阴性。方药：党参15g、白术15g、五味子9g、麦冬9g、桂枝9g、白芍9g、炙甘草6g、菟丝子15g、黄芩9g、陈皮6g、续断12g、牡蛎（先煎）15g。3剂。

[按语] 冲气上逆，胃失和降是恶阻的主要病机。故恶阻的治疗当平冲降逆。方用自拟桂芍平冲汤加减。若尿酮体持续不降，舌红苔少或剥苔，可配合输液，纠正酸碱平衡。否则慎用输液，以免骤添水湿，有碍脾的运化。

2. 胎漏

林某，女，32岁，初诊于2017年10月28日。

主诉：停经42天，阴道出血5天。

现病史：患者因经量少，于调经中怀孕，5天前排便后出现阴道少量出血，腹不痛，要求保胎。曾连续2次胎停，素有"宫腔粘连"，于外院多次行宫腔镜手术。舌尖红，边瘀斑，苔薄黄腻，脉弦滑。末次月经：2017年9月16日。辅助检查（外院查）：血HCG 3 621.02mIU/ml，孕酮17.36ng/ml。

证型：瘀热内扰。治法：清热化瘀，安胎止血。

方药：苎麻根15g、生地黄15g、当归9g、白芍9g、炙甘草9g、桃仁6g、黄芩12g、菟丝子15g、续断9g、白术15g、阿胶9g（另烊化分2次冲）。7剂。嘱卧床休息，禁止性生活。

二诊：2017年11月8日。药后阴道出血止，于外院B超示：宫腔内见一孕囊，隐约见胚芽约0.5cm，未见明显原始心管搏动。孕囊与宫壁间见1.6cm×0.7cm×1.2cm大小液性暗区。诊为"先兆流产，宫腔积液"。舌、脉同上。守上法，上方去桃仁，易蒲黄6g，续进7剂。

三诊：2017年11月17日。停经63天，药后阴道少量出血止，伴恶心，欲呕，舌尖略红，边瘀斑，苔薄白腻，脉弦滑。B超复查：宫腔内见胚芽长约1.51cm，可见原始心管搏动。孕囊与宫壁间液性暗区消失。方药：菟丝子15g、生地黄15g、当归9g、白芍9g、炙甘草9g、党参15g、黄芩12g、续断9g、白术15g、陈皮6g、阿胶9g（另烊化分

2次冲）。7剂。并嘱静养，定期相关产科检查。

病情曾出现反复，并一直是中药保胎治疗，足月剖宫产一女宝，健康聪明。

[按语] 本案患者以停经后阴道少量出血为主诉，舌红边瘀斑，苔黄腻。又素有"宫腔粘连"，证属瘀热内扰胞脉，迫血妄行，血不循经。治以清热化瘀，安胎止血。方选苎根汤合寿胎丸加减。B超检查发现宫腔内积液，酌加蒲黄以化瘀止血。由于患者曾因宫腔粘连多次行宫腔镜手术，虽宫腔镜手术解决了粘连，但也可能对正常内膜组织烧灼和破坏，故可引起月经的异常，子宫异常出血，影响胚胎的着床与发育。在诊治过程中，动态观察B超与血HCG、孕酮等，有助于了解病情，指导诊治。

3. 胎动不安

陈某，女，34岁，初诊于2018年3月21日。

主诉：停经35天，伴腰酸、腹坠痛1周，阴道出血1天。

现病史：患者系不孕症经治后怀孕，曾连续胚胎自殒2次，无避孕3年未孕。于外院诊为"重度宫腔粘连"。后转诊我院，经中药治疗5个月后，自然受孕。今停经35天，自测尿检呈阳性，近1周伴腰酸、腹坠痛，昨天见阴道少量出血，色淡暗红，口苦咽干，舌尖红，边瘀斑，苔薄黄腻，脉细弦略滑。素有"子宫肌瘤""盆腔炎"等病史。

辅助检查：①血HCG 756mIU/ml，②孕酮93.44nmol/L，③D-二聚体：0.12mg/L。

证型：肾虚血瘀夹湿热内阻。治法：益肾安胎，清热化瘀。

方药：生地12g、熟地12g、白芍9g、菟丝子15g、黄芩9g、黄柏9g、续断12g、炙甘草6g、当归9g、川芎6g、白术12g、苎麻根9g。7剂。

并嘱：①绝对卧床休息；②禁止性生活；③调节好情绪；④症状加剧时请随诊。

二诊：2018年3月28日。停经42天，伴腰酸如折，腹坠痛减轻，阴道出血增多。余无殊，舌、脉同上。血HCG 43 865mIU/ml，孕酮73.07nmol/L。B超：宫妊囊大小约2.06cm×1.38cm×1.5cm，未见明显胚芽及原始心管搏动。宫腔探及无回声区约3.1cm×1.62cm。告知病情及预后，患者强烈要求保胎治疗，考虑到血 HCG 增长，B 超见孕囊，胎尚有可安之处。守上法，上方加减：生地 12g、熟地 12g、白芍 9g、菟丝子 30g、黄芩 9g、黄柏 9g、续断 15g、炙甘草 6g、当归 9g、川芎 6g、白术 12g、苎麻根 9g、牡蛎（先煎）30g、黄芪 20g、蒲黄 6g、阿胶（烊化）6g。7 剂。黄体酮 20mg，肌肉注射，日 1 次，连续 7 天。

三诊：2018 年 4 月 4 日。停经 49 天，伴腰酸如折，腹坠痛减轻，阴道出血减少。伴大便欠通，腹胀。舌尖边瘀斑，苔薄白，脉弦滑。B 超：宫内妊囊见胚芽及原始心管搏动，胚芽 0.83cm。宫腔探及无回声区约 2.8cm×1.42cm。方药：生地 12g、熟地 12g、白芍 9g、菟丝子 30g、杜仲 9g、紫苏梗 6g、续断 15g、炙甘草 6g、当归 9g、川芎 6g、白术 12g、补骨脂 9g、牡蛎（先煎）15g、黄芪 20g、蒲黄 6g、阿胶（烊化）6g。7 剂。黄体酮 20mg，肌肉注射，日 1 次，连续 7 天。

四诊：2018 年 4 月 11 日。停经 56 天，药后阴道出血止，腰酸明显减轻，昨天恶心呕吐后伴腹痛，阴道复见少量出血。大便通畅，量少，腹胀除。舌尖边瘀斑，苔薄白，脉弦滑。血 HCG 278 362.00mIU/ml，孕酮 114.74nmol/L。B 超：宫内妊囊 3.34cm×2.79cm×5.30cm，见胚芽及原始心管搏动，胚芽长约 1.36cm。宫腔探及无回声区约 2.52cm×0.72cm，宫腔积液较前减少。停用黄体酮，仍予中药寿胎丸合胎元饮加减治疗。

患者病情稳定，坚持每周 1 诊，其中曾于 2018 年 4 月 25 日停经 70 天时，恶心呕吐剧，伴腰酸。B 超检查时，发现胚芽 2.81cm，宫腔无回声区 3.71cm×1.55cm。舌脉同上。于上方加党参 20g、桂枝 6g，加大白术量，以平冲降逆，安胎止呕，以免加重腹压，增加宫腔内出血。药后呕吐减，余症平。产检未发现明显异常。

2018 年 6 月 27 日：患者于孕 19 周，复查 B 超提示：①宫内单活胎，中妊；②宫腔粘连带；③宫腔内未见液性无回声区。

经过中药保守治疗，胎儿发育正常，于孕 37 周 3 天，因胎膜早破，而行剖宫产一男。术中见如细丝带状宫腔内粘连带。

[**按语**] 该患者是一个高龄初产妇，有宫腔重度粘连、习惯性流产、子宫肌瘤等复杂病史。在整个孕期，可谓危机四伏。综观脉症，该患者系虚实夹杂，寒热错杂。肾虚血瘀夹有湿热，故初见舌苔黄腻，予

保阴煎合胎元饮加减；当湿热清之后，以补肾安胎为治。

该病人要解决的是官腔积液和官腔粘连带问题。正常妊娠，官内的孕囊周围不会出现积液，如果孕囊周围出现官腔积液，则为异常表现。少量的官腔积液和出血并不会影响胎儿发育，但严重的情况可能会导致流产。其因主要是绒毛膜下出血。绒毛膜下出血的原因，目前从西医角度来说，并不是很明确，可能因为某些外力因素或者体内的激素水平异常，或者是子宫内膜炎、官腔粘连等都可能导致绒毛膜下出血。由于B超的广泛应用，使孕期官内积液得以早期发现。中医应从"水液"与"血液"入手认识官腔积液。官腔内水液浸渍，病名"胎水肿满"，主要是由于脾虚，运化失常，水渍胞中而致，临床如"羊水过多"等是也；若为血液内停，多由于血的离经，血不循经，溢于脉外渍于胞中。

该患者发现有官腔积液，伴小腹坠痛、阴道流血，为先兆流产，中医诊为"胎动不安"。综观舌脉，究其因，缘于患者素有胞脉瘀滞，孕后瘀血内阻，血不循经，溢于胞中。离经之血便是瘀，瘀之不去，出血不止。故于用药上酌加蒲黄等化瘀之品，以化瘀止血。药后官腔积液日见减少，达到预期效果。

有关化瘀药在孕期的使用，多为禁忌。但当病有瘀血证时则可用，如《内经》"有故无殒，亦无殒也"，有病病当之。化瘀药中，如蒲黄、川芎、当归、茜草等，可酌情选用，并注意配伍益气养阴药，以防动血耗血。还要掌握分寸，用量要小，中病则止，禁用破血药。

4. 异位妊娠

连某，女，35岁，初诊于2017年11月3日。

主诉： 停经48天，伴下腹包块，要求中药保守治疗。

现病史： 患者于1周前，曾诊断为异位妊娠。于我院住院保守治疗，予甲氨蝶呤、中药杀胚治疗。血HCG由3 037mIU/ml降至1 030mIU/ml。虽然血HCG明显下降，但右附件包块由4.3cm×3.2cm×2.8cm增至5.2cm×3.6cm×3.1cm。担心破裂危及生命，建议手术治疗。但患者不从，坚持要求保守治疗，表示后果自负，并签字为据。

患者右下腹包块虽较前略有增大，但血HCG明显下降。提示胚胎已死亡，且患者生命体征平稳。阴道少量出血，色暗红，无明显腹痛。二便尚调，食欲稍差，寐欠安。舌紫，边瘀斑，苔白腻，脉弦。

治法：活血化瘀，消癥杀胚。

方药：丹参 9g、赤芍 9g、桃仁 9g、川牛膝 15g、莪术 9g、蜈蚣 2 条、三棱 9g、炙甘草 6g、陈皮 9g、厚朴 9g、苍术 9g、法半夏 9g。7 剂。并嘱注意腹痛及阴道出血情况。

二诊：2017 年 11 月 10 日。药后无明显不适，阴道出血增多，似经量，色暗红夹血块，复查血 HCG 853mIU/ml，腹部 B 超提示：右附件区混合性包块无明显增大。舌、脉同上。方药：丹参 9g、赤芍 9g、桃仁 9g、川牛膝 15g、莪术 9g、三棱 9g、蜈蚣 1 条、炙甘草 6g、厚朴 9g、苍术 9g、蒲黄 9g、姜半夏 9g、五灵脂 9g、茯苓 15g。7 剂。

三诊：2017 年 11 月 17 日。药后阴道出血止，复查血 HCG 575mIU/ml，经阴道超声复查提示：右附件区混合性包块较前略有缩小，4.8cm×3.0cm×2.5cm，左附件未见明显占位。患者见相关指标下降，心情略好，二便尚调，食欲增。舌淡紫，边瘀斑，苔薄白腻，脉弦细。方药：丹参 9g、赤芍 9g、桃仁 9g、三棱 9g、莪术 9g、川牛膝 15g、炙甘草 6g、厚朴 9g、苍术 9g、姜半夏 9g、蒲黄 9g、五灵脂 9g、茯苓 15g。7 剂。

四诊：2017 年 11 月 24 日。自诉伴有乏力，下腹部偶有刺痛。复查血 HCG 361mIU/ml，经阴道超声复查提示：右附件区混合性包块较前略有缩小，4.8cm×2.8cm×2.2cm，左附件未见明显占位。大便通畅，小便尚调，食欲增。舌淡紫，边瘀斑，苔薄白，脉弦细。方药：丹参 9g、赤芍 9g、桃仁 9g、三棱 6g、水蛭 3g、川牛膝 15g、炙甘草 6g、厚朴 9g、白术 15g、姜半夏 9g、蒲黄 9g、五灵脂 9g、茯苓 15g、党参 20g。7 剂。

五诊：2017 年 12 月 1 日。药后乏力改善，下腹部刺痛减，余无殊。复查血 HCG 173mIU/ml。经阴道超声复查提示：右附件区混合性包块较前有明显缩小，3.6cm×2.5cm×2.1cm，左附件未见明显占位。二便尚调，食欲增。舌淡紫，边瘀斑，苔薄白，脉弦细。方药：丹参 9g、赤芍 9g、桃仁 9g、三棱 6g、水蛭 3g、川牛膝 15g、炙甘草 6g、厚朴 9g、白术 15g、姜半夏 9g、蒲黄 9g、五灵脂 9g、茯苓 15g、党参 20g。14 剂。

六诊：2017 年 12 月 15 日。末次月经：2017 年 12 月 13 日，量中

色暗红，夹血块，伴下腹闷痛，乳房胀痛，大便溏，日二行。舌淡紫，边瘀斑，苔薄白，脉弦细。方药：丹参9g、赤芍9g、桃仁9g、川芎9g、柴胡9g、川牛膝15g、炙甘草6g、当归9g、白术15g、荔枝核9g、蒲黄9g、五灵脂9g、茯苓15g、党参20g。7剂。

鉴于患者病情较为平稳，已转经，易逐瘀汤加减续进，3个月后经阴道超声复查提示包块已吸收。坚持调理半年后，可喜的是，B超确认宫内怀孕，末次月经：2018年7月11日，于2019年4月9日剖宫产一男。

[按语] 异位妊娠为少腹瘀血，冲任阻滞，胎元不正。其治疗大法活血化瘀，消癥杀胚。本病例是杀胚治疗后，病以包块为主。血HCG明显下降，说明胚胎已杀死，但经阴道超声却提示包块不小反增。临床常常出现这种情况，由于担心包块破裂而采取手术治疗使保守治疗以失败告终。从中医角度看，其发病机制为，胎元已殒，血之离经成瘀，瘀之不去，出血不止，故包块日增。治疗在宫外孕Ⅱ号方的基础上，合平胃散以破瘀消癥下胚，蜈蚣以增杀胚之效；当复查HCG再次下降后，因蜈蚣有毒，则减蜈蚣量至停用，并加入失笑散化瘀止血，以防血不归经，包块继续增大，导致包块破裂。在包块吸收后，用逐瘀汤并随症加减，以调节全身及局部内环境，以促再孕。

❀ 第四节　产后病施治心得

产后病的特点，多虚多瘀。其虚为骤虚，虚中复虚（因气血未复，同时还要泌乳授乳），其虚为气血同虚，阴阳同虚，虚与瘀并存；瘀为新瘀，为血的离经之瘀，故其治应与他病有别。

一、协调子宫与乳房的开阖

产后的生理下有恶露的排出，上有乳汁的泌出，突显子宫与乳房之间的协调关系的重要性。协调子宫与乳房的开阖，上得疏通乳络，用橘核、柴胡、荔枝核、王不留行等；下促子宫排出恶露，祛瘀生新，用川牛膝、桃仁、三七辈。

二、虚瘀兼治，平衡气血

产后骤虚者，必速治，方能快速使之达到平衡气血。用药要及时、足量；虚中复虚者，补其不足，固护其胃，气血兼顾，阴阳同补，虚实夹杂，则补虚与化瘀同治。补气血之中，佐以化瘀，这是治疗产后病常用之法。本人常用经验方归蒲散加减。药物组成：当归 12g、蒲黄 9g、川芎 9g、桃仁 9g、炮姜 6g、五灵脂 9g、川牛膝 15g、炙甘草 6g、党参 15g。腹痛剧者，加延胡索 9g；乳汁欠通者，加王不留行 9g、通草 6g。

总之，治疗产后病，补虚不过用黏腻；化瘀以行血通经，不用峻猛攻下；理气不过用破气；用药虽多温补，但温而不燥；慎用苦寒泻下之品。

附：产后病医案

1. 产后腹痛

庄某，34 岁，初诊于 2019 年 2 月 27 日。

主诉：产后 3 天，腹痛难忍。

现病史：产妇系第三胎顺产，由于胎儿较大，第二产程略延长，产后恶露排出不畅，腹痛剧烈，乳房胀痛，无发热，二便尚调，舌尖边瘀斑，苔薄白腻，脉细弦。子宫收缩正常，扪之硬。

B 超提示：产后子宫，子宫内未见明显占位性病变，双附件未见异常。

证型：气滞血瘀。治法：理气止痛，活血化瘀。

方药：归蒲散加减。当归 12g、蒲黄 9g、桃仁 9g、五灵脂 12g、川芎 9g、延胡索 9g、柴胡 9g、川牛膝 15g、党参 15g、炙甘草 6g。3 剂，水煎服，渣再煎，服药时加一匙红酒，日 2 服。

3 剂药后，腹痛止，恶露排出畅，乳汁多。

[按语] 产后腹痛，多为气滞血瘀或寒凝血瘀，胞脉拘急，冲任阻滞，气血运行不畅。故治当行气化瘀为主，产后多虚多瘀，虽有瘀，需慎用破血药，多用温通之品。归蒲散为笔者自拟方，在生化汤的基础上，加上失笑散及川牛膝，之所以加少量红酒。一是遵生化汤原方酒水各半之意；二是取其性温能通血脉，提高药效，促进胞宫复旧。

2. 产后汗症

林某，女，29 岁，初诊于 2018 年 9 月 6 日。

主诉：产后 16 天，每日汗出如雨，动则汗出。

现病史：顺产后 16 天，每日周身汗出如雨，喂奶、吃饭时更是汗下如注，动则汗出。伴神疲乏力，纳差，寐欠安，乳汁少，质清稀，大便溏，恶露未净，色暗红，少量。追询，产程较长。舌淡红略胖，边有齿痕瘀斑，苔薄白腻，脉细。

B 超提示：子宫复旧欠佳，宫腔内、双附件未见明显占位性病变。

证型：气虚血瘀。治法：益气固摄，化瘀复旧。

方药：党参 30g、黄芪 15g、当归 9g、炙甘草 6g、桃仁 9g、五灵脂 9g、蒲黄 9g、五倍子 6g、牡蛎 30g、川芎 9g、川牛膝 15g、补骨脂 15g。5 剂。

二诊：2018 年 9 月 11 日。药后汗出明显减少，恶露已净，大便成形、软，但胃口未开，仍食少。舌同上，脉细带弦。方药：党参 30g、黄芪 15g、当归 9g、炙甘草 6g、桃仁 9g、枳壳 9g、白术 15g、蒲黄 9g、牡蛎 30g、川芎 9g、厚朴 9g、补骨脂 15g。5 剂。

10 剂后，汗止，食欲增，乳足，二便尚调。

[按语] 该患者系素体脾虚，加之产程长，伤津耗气，致气更虚。初诊恶露未净，故于大量党参、黄芪益气健脾之中，合归蒲散祛瘀生新，化瘀复旧，佐牡蛎、五倍子、补骨脂固涩止汗。二诊，症减，恶露已净，于上方去五倍子、川牛膝、五灵脂，加白术、厚朴以健脾理气，固本以善其后。

❀ 第五节 乳腺病施治心得

乳腺疾病，常见有包块、疼痛、溢液、乳汁异常等临床表现。《妇科玉尺》说"妇人之疾，关系最巨者则莫如乳"，可见前人对乳房疾病十分重视。乳腺疾病多与气滞血瘀有关，或夹痰，或夹热，或肉腐成痈成脓，或日久成癥成癌。乳房与多经相连，最为密切的关乎冲、任、胃、肝。乳房属阳明，乳头属肝经。乳房与子宫关系更为密切，乳房疾病每伴随子宫的潮起潮落，虚实相伴，寒热相连。

一、乳痛者，疏肝理气，调冲任

因肝经过乳头，绕阴器，冲任二脉起于胞中，皆散于胸中，连接子宫与乳房，故疏肝理气，调理冲任，则能令肝气条达，冲任顺调，乳络通畅，又何病之有？逍遥散、丹栀逍遥散为主方。若经前乳房胀痛加剧，则酌加川楝子、荔枝核、娑罗子，以疏肝解郁，散结止痛；经期酌加川牛膝引血下行。若伴腹痛，酌加失笑散化瘀止痛。

二、乳块者，软坚散结，兼化痰

以乳房包块为主者，无不由于阴阳失和，气血凝滞，积聚成块，痰积成瘤。乳房有包块者，宜软坚散结，温通化痰。咸以软坚散结，温以行气化痰，消癥。用药忌寒凉、黏腻之品，且温而不燥。方用血府逐瘀汤、瓜蒌牛蒡汤等，酌加海藻、昆布、海螵蛸、浙贝、芒硝等软坚散结之品。

三、乳溢者，引乳归源，调升降

于临床上，乳溢者，每伴月经的异常，或经少，或延期而至，甚或闭而不行，或伴全身多毛，或伴脑内肿瘤。经乳同源，气血产后为哺乳而上为乳汁，平时则下为月经。由于气滞血瘀，或痰湿郁阻，或热扰冲任，以致冲任、子宫与乳房开阖失常，生化异常，血行异道，上逆化而为乳。气滞、气逆者，宜理气行滞，平冲降逆。方用柴胡疏肝散、逍遥散、小柴胡汤、桂枝汤、血府逐瘀汤等；痰湿郁阻者，宜豁痰除湿，升清降浊，方用苍附导痰丸、二陈汤、藿朴夏苓汤、桂枝茯苓丸、苓桂术甘汤等；有热者，宜清肝泻热，平冲降逆，方用丹栀逍遥散、清经汤、两地汤、知柏地黄丸、保阴煎等。若伴有垂体腺瘤者，应密切观察，必要时手术治疗。

四、缺乳者，资其化源，通其络

缺乳，指哺乳期内，乳汁甚少或全无。其因有虚有实，虚者，化源不足，无乳可下；实者，乳络不通，乳汁不下。

缺乳之虚者，每伴乳汁清稀，神疲乏力，纳少便溏，治当顾护脾胃，补益气血，以资化源，治当以通乳丹、参苓白术散、四君子汤、八珍汤等主之。

缺乳之实者，多有情志不舒，抑郁愤怒，而致肝气郁结，乳络不通，故伴乳房胀满作痛，治宜疏肝理气，肝气一疏，乳汁自通，方用通肝生乳汤、逍遥散、丹栀逍遥散、下乳涌泉散之类。除药物治疗外，还当自调心志，畅胸怀，怡性情，心平气顺，经络畅通，乳汁自下。

附：乳疾医案

1. 乳癖

郭某，35 岁，初诊于 2016 年 7 月 13 日。

主诉： 双乳结节 3 年，伴疼痛，经前加剧。

现病史： 3 年前体检发现乳腺小叶增生，近伴疼痛，经前或生气时胀痛加剧，痛连手臂。伴胸胁胀痛，烦躁易怒，喜叹息。月经或前或后，量中，色暗夹血块，经行下腹胀痛，大便溏，小便正常。舌尖红，边瘀斑，苔薄白，脉弦。

乳腺彩超提示：双乳腺体增厚，结构稍紊乱，于双乳内探及数个低回声区，大者约 0.6cm×0.9cm，边界尚规则，双腋窝未探及明显肿大淋巴结，双腋动脉未见明显异常，诊为：BI-RADS 3 类；双乳小叶增生。

证型：肝郁气滞，乳络瘀阻。治法：疏肝解郁，化瘀通络。

方药：柴胡 9g、当归 12g、川芎 9g、荔枝核 15g、茯苓 15g、赤芍 9g、白术 9g、法半夏 9g、桃仁 9g、桂枝 9g、茜草 9g、海螵蛸 9g、桔梗 9g、丹皮 12g、神曲 9g、炙甘草 6g。7 剂。

二诊：2016 年 7 月 20 日。药后症减，情绪转佳，时值经前，乳房胀痛复作。舌尖边瘀斑，脉弦略滑。方药：柴胡 9g、当归 12g、川芎 9g、荔枝核 15g、茯苓 15g、赤芍 9g、红花 3g、法半夏 9g、桃仁 9g、桂枝 9g、茜草 9g、海螵蛸 9g、川牛膝 15g、川楝子 9g、延胡索 9g、炙甘草 6g。7 剂。

三诊：2016 年 7 月 27 日，末次月经：7 月 24 日。适逢经期，经量中、排出畅，色暗夹血块，乳房胀痛明显减轻，大便溏，日二行。舌尖边瘀斑，脉弦略滑。方药：柴胡 9g、当归 12g、川芎 9g、荔枝核 15g、茯苓 15g、赤芍 9g、红花 3g、法半夏 9g、桃仁 9g、桂枝 9g、泽兰 9g、五灵脂 9g、川牛膝 15g、蒲黄 9g、延胡索 9g、炙甘草 6g。7 剂。

四诊：2016 年 8 月 2 日。药后经净，大便成形、软，舌同上，脉弦。方药：柴胡 9g、当归 12g、川芎 9g、荔枝核 15g、茯苓 15g、赤芍 9g、白术 9g、法半夏 9g、桃仁 9g、桂枝 12g、扁豆 9g、海螵蛸 9g、怀山药 15g、丹皮 9g、香附 9g、炙甘草 6g。7 剂。

复查乳腺 B 超，提示乳腺结节，较前明显缩小。临床症状大有改善。

[**按语**] 乳腺结节，中医称之为"乳癖"。本病多由于郁怒伤肝，思虑伤脾胃，以致肝郁气滞，痰凝瘀滞，气血运行不畅，冲任失调，乳络阻滞而发病。虽多为良性疾病，但临床上要与"乳痨""乳癌"等乳房包块相鉴别。该患者证属肝郁气滞，瘀阻乳络。方用血府逐瘀汤加减，疏肝解郁，活血化瘀，酌加消癥散结、化痰通络之品，如荔枝核、法半夏、海螵蛸以软坚散结。本病每伴随月经周期发作或加剧，故治疗时应结合月经周期冲任二脉阴阳气血的变化。经前气血壅盛，易致瘀血停滞，故当酌加化瘀、利水、化痰、引血下行之品。

2. 乳溢

陈某，24 岁，已婚，于 2014 年 5 月 21 日初诊。

主诉：乳头溢液 1 年多，伴月经延后，备孕 1 年未孕。

现病史：约 40 天左右一行，经量减少，色鲜红，无血块，无痛经，偶有腰酸，现正值月经周期第 10 天，口苦咽干，纳可寐欠安，二便自调，舌尖边红，有瘀斑，苔黄根腻，脉弦。查血催乳素：610.83μIU/ml。诊断为高催乳素血症。

证型：肝经郁热夹瘀。治法：疏肝清热，化瘀调经。

方药：丹栀逍遥散加减。丹皮 12g、栀子 9g、当归 12g、川牛膝 15g、柴胡 9g、茯苓 15g、川芎 9g、王不留行 9g、神曲 12g、黄芩 9g、生地 9g、法半夏 9g、白芍 9g、麦芽 50g、桃仁 9g、菟丝子 15g。7 剂。

二诊：2014 年 5 月 28 日。药后口苦咽干症状减轻，夜寐欠安，余症同前。舌尖微红，边有瘀斑、齿痕，苔薄，脉弦。方药：丹皮 12g、栀子 12g、当归 12g、川牛膝 15g、柴胡 9g、茯神 15g、川芎 9g、王不留行 9g、神曲 12g、合欢皮 9g、生地 9g、法半夏 9、白芍 9g、麦芽 50g、桃仁 9g、菟丝子 15g。7 剂。

之后再自取 7 剂，服药后乳溢消失，月经以时下。复查催乳素 263.29μIU/ml，降至正常，3 个月后随访无复发。

[按语] 该患者系"高催乳素血症"，兼有月经异常、不孕症。中医认为乳房属足阳明胃经，乳头属足厥阴肝经，经血、乳汁同源于脾胃，肝藏血，主疏泄，司开合。经、乳均有赖于肝气条达，疏泄有度。《胎产心法》有云，"肝经怒火上冲，乳胀而溢"，此案患者经、乳同病，结合舌脉，证属肝经郁热夹瘀。故治以疏肝清热，化瘀调经，引乳归经。方选丹栀逍遥散加减治疗，加麦芽、王不留行，通乳回乳，川牛膝引经下行，使经乳各行其道。

由于子宫与乳房相表里，经乳同源。临床上乳房有病时子宫亦多合并有疾，故应重视经与乳之间的关系，经乳同治，上病用下药，通乳以通经，上下通调，子宫与乳房和调，开阖有序，经乳则顺畅。

3. 乳痈

肖某，26 岁，初诊于 2018 年 9 月 27 日。

主诉：产后 23 天，乳房肿痛 1 周，伴发热 3 天。

现病史：患者顺产后 21 天，1 周前开始乳房胀痛，乳汁排出不畅，通过自行局部按摩，没有明显改善，疼痛加剧，痛连手臂，局部皮肤红，压痛，3 天前伴发热，寒战。大便不通，二三日一行，小便黄，夜不能寐，纳差，恶露未净，量少，色红。

证型：肝经瘀热。治法：疏肝清热，化瘀通乳。

方药：柴胡 9g、瓜蒌 15g、牛蒡子 9g、炒栀子 9g、金银花 9g、连翘 9g、皂角刺 6g、五灵脂 9g、通草 3g、桃仁 9g、川牛膝 12g、天花粉 15g、蒲黄 9g、陈皮 9g、大黄（后入）6g、炙甘草 6g。3 剂。芒硝 180g，每次 30g，局部外敷，日 2 次。乳头用茶油涂抹。

二诊：2018 年 9 月 30 日。药后热退，恶露净，大便通，乳头皲裂明显好转，乳汁增。但乳房还胀痛，局部红稍退。舌偏红，边瘀斑，苔薄黄根腻，脉弦略数。方药：柴胡 9g、瓜蒌 15g、牛蒡子 9g、炒栀子 9g、金银花 9g、连翘 9g、皂角刺 6g、荔枝核 9g、通草 3g、桃仁 9g、白芷 9g、天花粉 15g、青皮 6g、茯苓 15g、黄芪 20g、炙甘草 6g。7 剂。芒硝局部外敷，每次 30g，日 1 次。

随访，药后症除、病愈。

[按语] 该患者病见于产褥期，素性易怒，初为人母，喂养不当，乳头皲裂，因痛而拒授乳，乳汁积滞，乳络瘀阻，不通则痛，加之腑气不通，胃热熏蒸，蕴而化热，邪正交争，故高热寒战。病尚属乳痈早期，方用瓜蒌牛蒡汤加减，清热解毒，消肿散结。佐失笑散、桃仁、川牛膝以化瘀止痛，促进恶露排出；大黄通腑泻热化瘀，当便通热退，中病则止，易白芷、黄芪以益气，通窍止痛、消肿排脓，以防成痈。诸药共奏疏肝理气，活血化瘀，清热解毒，消痈散结之功。除内服外，配合局部外敷，内外合力，有助祛邪治病。

4. 缺乳

郑某，27 岁，初诊于 2017 年 11 月 9 日。

主诉：产后 40 天，乳汁甚少，阴道出血持续不止。

现病史：顺产一女 40 天，乳汁不足，排出不畅，乳房胀痛，小腹胀痛，恶露淋漓不净，色暗，夹有血块，伴胸闷不舒，时喜太息，食欲不振，头晕眼花，神疲乏力，大便干结，舌质淡红边有瘀斑，舌苔薄白，脉弦细。诊断：①缺乳；②产后恶露不净。

证型：气滞血瘀。治法：理气行滞，化瘀通乳。

方药：柴胡 9g、香附 9g、当归 12g、川牛膝 15g、桃仁 9g、川芎 9g、黄芪 15g、五灵脂 9g、蒲黄 9g、白术 9g、通草 3g、炙甘草 6g。3 剂，水煎服，日 2 服，饮时稍加一些米酒。

进药 3 剂，腹痛除，恶露净，但乳汁仅稍通，乳房胀痛尚存，余症均见好转。续按原方加穿山甲、王不留行，再进 3 剂，药后喜告乳汁已通，乳房胀痛消失，诸症基本获愈。嘱其注意增进营养，注意休息，调整情志，以善其后。

[**按语**] 产后恚怒，气滞血瘀，冲任阻滞，胞脉复旧不良，子宫与乳房开合失常。产后子宫当收缩复旧，乳房应泌乳。肝郁气滞，乳络不通，乳汁不下故乳少，乳房胀痛；瘀血内停，血海不宁，子宫复旧受阻，故腹痛，恶露淋漓不净。产后乳汁异常，其辨证要点重在辨乳房、乳汁。虚者乳房软，乳汁清晰；实者，乳房胀痛，甚者结块，乳汁稠。该患者合并恶露淋漓不净，色暗有块，乳汁不通，乳房胀痛，证为气滞血瘀。其治：理气行滞，化瘀通乳。方选柴胡归蒲散（自拟方）。方中柴胡、香附疏肝解郁，当归、川芎补血行血；白术、黄芪健脾补中，益气固冲；蒲黄、五灵脂、川牛膝活血化瘀止痛；通草通乳，少量米酒借谷气以行气通经。诸药合用共奏理气行滞，化瘀通乳，祛瘀生新，引血归经之功。

第五章

现代妇科疑难病中医辨治

❀ 第一节　卵巢功能早衰的中医诊治思路

卵巢功能早衰（premature ovarian failure，POF）是一种多病因所致的卵巢内卵泡耗竭或被破坏而发生的卵巢功能衰竭，是指月经初潮年龄正常或青春期延迟，第二性征发育正常的女性，在40岁以前出现持续性闭经和性器官萎缩，卵泡刺激素和黄体生成素升高，而雌激素降低，并伴有不同程度的绝经期症状的综合征。

目前教科书上认为女性卵巢功能减退是一个逐渐进展的过程。卵巢储备功能减退（diminished ovarian reserve，DOR）、早发性卵巢功能不全（premature ovarian insufficiency，POI）、卵巢功能早衰（POF），代表着卵巢功能逐渐下降的三个不同阶段。卵巢功能早衰是早发性卵巢功能不全的终末阶段。目前西医认为由于病因不明，无有效的治疗药物。而用中药治疗，可改善症状，延缓早衰。

一、卵巢功能早衰病因病机

欲求卵巢功能早衰（属中医"月经早断"范畴）的发病机制，必先知女性的衰老规律，知常达变。《素问·上古天真论》中，精辟地论述了女性生殖功能的盛衰与变化。女性的生殖功能，35岁之后随增龄而减退。五七（35岁）阳明脉衰，六七（42岁）三阳脉衰于上，七七（49岁）任脉虚，太冲脉衰少，天癸竭，地道不通，故形坏而无子。

引起卵巢功能早衰的常见病因有：①人工流产、刮宫，子宫、附件手术，直伤胞宫、胞脉；②不良的生活习惯，昼夜颠倒，阴阳失调；③或饮食失节、过劳，损伤脾胃；④不良情绪刺激等。

卵巢功能早衰的发病特点：主要是衰退提前，五七之年，现七七之变。在病因的作用下，多脏虚损，虽年未七七，但三阳脉衰，气血乏

源，精不化血，阴精亏虚，致天癸早竭，冲任虚损，血海失常，致月事
不以时下甚或闭止，而成卵巢功能早衰之病。

二、卵巢功能早衰中医病因病机分析与辨证

卵巢功能早衰的诊断不难，难的是病因病机的分析。其证不外乎
虚、实两端。虚者，多见于先天不足，早产儿，或后天的损伤如多产
房劳、多次堕胎、人工流产、过劳等。实者，多见于七情内伤、饮食
失节、作息失常、房事不节等，而致内伤脏腑，耗伤精血，痰湿邪毒
内侵。

至于证型，常见有肾虚血瘀、肝郁肾虚、肝郁脾虚、心脾两虚、血
虚血瘀、气滞血瘀、寒凝血瘀、痰湿瘀滞、湿热瘀滞等。我临床的关注
点如下：

（1）审月经的期，以辨脏腑盛衰：初潮迟者，多为先天不足。若先
期而至者，每见血热或气虚。若后期而至，多见血虚、血寒、气滞、血
瘀、痰湿等。

（2）审经量、质以辨气血虚实：经量之多少，质之稀、稠，虚实之
验也。量多、质稠多为实证。量少、质稀多为虚证。

（3）审经色以辨寒热：色红为热，色黯为寒、为瘀。若初潮迟，经
少、质稀多为先天不足。若月经每延后而至，甚或数月一行，有虚有
实，或为血虚，或为血寒，或为气郁，或为痰瘀。若先期而至，色红或
淡红，多为血热。

（4）审子宫内膜的厚薄、激素水平的高低以辨脏腑阴阳气血的盛
衰：卵巢功能早衰患者的子宫内膜多数为菲薄，合并雌激素水平低下。
多为脏腑虚衰，阴血不足；若因子宫腔粘连，多为子宫内膜损伤或兼瘀
血停滞或湿浊瘀阻。

随着科技的进步，诊断手段不断提高，当衷中参西，西为中用，结
合相关的检查，以助力临床。

三、卵巢功能早衰治疗

（一）卵巢功能早衰治则

治病与调经并举，治疗引起卵巢功能早衰的疾病，病祛经自调。调理脏腑、气血、冲任、胞宫，以平为期。

（二）治疗大法

开源、畅流、益源、温阳、化瘀，以达到脏腑安和，气血顺调，阴阳平衡，冲任通盛，血海盈溢，月事以时下之治疗目的。从西医的角度就是：阻止卵泡内耗，促进卵巢血供，恢复卵巢功能，延缓卵巢衰老。

（三）具体治法

健脾和胃补气血，以益月经之源；补肾养肝以开源畅流；宁心安神以交通心肾，畅达胞脉；温阳化瘀以祛滞生新。

1. 健脾胃，补气血，益月经之源

虽肾为先天，卵巢功能早衰患者肾已虚，当以补后天养先天。诚如刘河间所言：天癸已竭，重在太阴；更重要的是女性的衰老始于阳明，脾胃为气血生化之源，阳明为多气多血之经，妇女以血为本，月经的主要成分是血。脾胃健，气血足，月经有源。研究发现，卵巢功能早衰发生的主要机制是卵泡细胞闭锁进程的加速，而其进程加速主要是由于颗粒细胞的凋亡，而健脾益气药可提高抗氧化能力，并可抑制细胞凋亡。

健脾胃、补气血常用方：参苓白术散用于脾虚腹泻；补中益气汤主中气下陷；八珍汤治气血两虚；归脾汤主心脾两虚；逍遥散适宜肝郁脾虚；益经汤健脾补肾，疏肝养心。益经汤出自《傅青主女科》，是为"年未老经水断"而设的一张方子。傅青主认为："此方心肝脾肾四经同治药也。妙在补以通之，散以开之。倘徒补则郁不开而生火，徒散则气益衰而耗精；设或用攻坚之剂、辛热之品，则非徒无益，而又害之矣。"有理有据，真可谓匠心独具。

2. 补肾养肝以开源畅流

月经的产生以肾为主导，肾主生殖。经水出诸肾，女子以肝为先天。补肾中药具有双向调节作用，能提高机体的反应性并调节性激素水平，有延缓性腺功能减退、促进卵巢功能恢复的作用，能提高卵巢对促

性腺激素反应性和激素受体的含量，恢复和改善卵巢功能，对女性性腺轴功能有一定的改善作用。多用于初潮迟、堕胎多者。

补肾填精，疏肝养肝方剂：右归丸，温补肾阳；左归丸，滋阴补肾；归肾丸，补肾填精；二仙汤，温肾养阴，阴阳双补；当归地黄饮、大补元煎，肝肾同补；逍遥丸，疏肝解郁；一贯煎，养血柔肝。

3. 宁心安神以交通心肾，畅达胞脉

胞脉者系于肾，心主血脉，月事不来者，胞脉闭也。胞脉者属心而络于胞中。心与胞宫有直接相络属，又与肾相交。临床上不少卵巢功能早衰患者，长期积郁在心，情志内伤，《类经》有云："情志之伤，虽五脏各有所属，然求其所，则无不从心而发。"故宁心安神，使心肾相交，胞脉顺畅，胞宫藏泻有时，则月事可调。

常用方：归脾汤，养心安神，健脾益气；柏子仁丸，养心安神，补益肝肾；柴胡加龙骨牡蛎汤，和解清热，镇惊宁心安神；炙甘草汤，益气滋阴，通阳复脉，养血定悸。常用于长期熬夜、忧伤之人。

4. 温阳化瘀以祛滞生新

女人之衰始于阳明、三阳，阳虚则精血不能化生。血得寒则凝，得热则行。温阳可通经脉，促血行，暖胞宫。而瘀血不祛，新血不生，血海阻隔，则月经不以时下。卵巢功能早衰患者，不少有子宫或卵巢手术史，或反复子宫、盆腔感染造成宫腔、盆腔粘连。脏腑虚损夹有瘀血相互影响，不仅可破坏子宫、卵巢、盆腔局部结构及血运，还可引起全身病状，也可加速机体衰老。因此，对卵巢功能早衰的防治除补益精血外，尚需配合温阳、活血、化瘀，以祛滞生新。

温阳化瘀，祛滞生新的常用方：少腹逐瘀汤，温经化瘀，活血止痛；温经汤，温经化瘀，养血调经。

（四）防治注意点

1. 辨证同时应酌加血肉有情之品

《素问·阴阳应象大论》云："形不足者，温之以气；精不足者，补之以味。"故在治疗卵巢功能早衰中，辨证的同时，酌加血肉有情之品。

2. 用药多温补，慎用寒凉

血得寒则凝，故慎用寒凉之品。

3. 循月经周期的阴阳气血变化而调之

月经周期的阴阳气血变化是有规律的。如行经期即月经期，胞宫由藏转为泻，当以通为顺，宜通不宜涩，酌加引血下行之品；经后期即卵泡期，血海空虚，此期胞宫行使脏的功能，以藏为主，为阴血滋长期，应养阴血、滋肝肾，助卵泡生长；经间期即排卵期，为阴阳转化期，阴盛阳动，治宜因势利导，酌加理气活血、温阳之品，助阴阳转化，促排卵；经前期即黄体期，为阴盛阳长期，此期治疗宜温阳助化经。

4. 保持良好心情及生活习惯

在辨证治疗的同时，当加以心理调整及生活指导，令患者心平气和，作息有时，顺应自然变化，起居有常。

❀ 第二节　多囊卵巢综合征中医辨治

多囊卵巢综合征（polycystic ovary syndrome，PCOS），临床上以雄激素过高的临床或生化表现、持续无排卵、卵巢多囊样改变为特征，常伴有胰岛素抵抗和肥胖。多囊卵巢综合征是常见的生殖内分泌代谢性疾病，由于其病因多样性，临床表现多态性、高度异质性，诊断和治疗仍存在争议。中西医结合治疗 PCOS，优势互补，中医的辨证施治，不仅为多囊卵巢综合征很好地提供个体化治疗，也为 PCOS 的治疗拓展了新的领域。

一、中医对多囊卵巢综合征产生机制的认识

中医辨证求因，欲认识多囊卵巢综合征产生机制，应从肥胖、痤疮、多毛、不孕、癥瘕、月经不调，或伴卵巢增大，呈多囊样改变等症着手。

肥胖，《女科切要》云："肥白妇人，经闭而不通者，必是痰湿与脂

膜壅塞之故也。"痰与湿，多由素体脾虚，或饮食不节，或肾虚而致。脾虚，运化失常，精微不化，为湿为脂；肾虚，肾不主水，水湿内停，湿聚成痰，痰湿内阻，冲任凝滞，经水不化，胞宫壅塞，不能摄精成孕。

痤疮，属中医的痘、疹、疮的范畴。《素问·至真要大论》："诸痛痒疮，皆属于心。"《素问·生气通天论》："汗出见湿，乃生痤痱，高粱之变，足生大丁，受如持虚。劳汗当风，寒薄为皶，郁乃痤。"张介宾注曰："形劳汗出，坐卧当风，寒气薄之，液凝为皶，即粉刺也，若郁而稍大，乃形小节，是名曰痤。"肺主皮毛，乃汗出见湿，寒气薄之，液凝为皶，或血热郁滞，郁于皮毛而为痤疮。病位当责之心、肺、脾、肾；病因多与湿、热、寒相关；病性为寒热错杂。

多毛，是多囊卵巢综合征患者常见体征之一。每见全身多毛，须长，阴、腋毛浓密，甚者呈男性分布。毛发为血之余，气之泽，肾之华。正常女子之所以无须、体毛少，《灵枢·五音五味》曰："妇人无须者……今妇人之生，有余于气，不足于血，以其数脱血也，冲任之脉，不荣口唇，故须不生焉。"由于经、孕、产、乳正常，而气血不荣于口唇，故无须。反之，当三焦失常，气血升降失调，冲任气血不能下注于胞宫以蓄经、化经，月事不以时下，则循冲任上荣于唇口，加之上焦失宣，过泽皮毛，以充肤、热肉、渗皮肤，故全身多毛。

总之，临床上虽表现各异，但其主要病机不离痰、湿、脂、瘀，致脏腑、三焦、气血升降失调，冲任二脉不能相资。

二、多囊卵巢综合征治疗思路

谨守病机，各司其属，化痰祛湿，化瘀行滞，调理冲任为其主要治法。但由于痰湿为阴邪，故其治当遵仲景之训，"病痰饮者，当以温药和之"，以温药振奋阳气，开发腠理，通行水道，化瘀祛浊。

肥胖是 PCOS 的一大主要临床体征，中医多责之于痰、湿、脂。治宜燥湿化痰祛脂。用南星、半夏、苍术、川芎、防风、羌活、山楂或导痰汤之类。

若以痤疮一症显见，病位当责之"心、肺、脾"，以疏达宣肺健脾为主，切忌苦寒。药用桑白皮、枇杷叶、天花粉、杏仁、桑叶、陈皮、白术、白鲜皮等。

多毛者，治当调其冲任，宣其上焦，引血下行。在辨证的基础上，酌加轻清宣上焦之品，如栀子、豆豉、陈皮、淡竹叶、竹茹和引血下行之品，如川牛膝、茜草、丹皮等。

多囊卵巢综合征是一个多脏受累之病，以肾、肝、脾、三焦虚损为主，累及心、肺，虚实夹杂，寒热错杂。治疗上当审因论治，根据不同月经周期冲任、胞宫阴阳气血变化而加减。

三、多囊卵巢综合征临证心得

（一）辨证施治

在多囊卵巢综合征的临床实践中，将本病分为如下类型辨治。

1. 痰湿内阻

主要证候：婚久不孕，多自青春期始即形体肥胖，多毛、痤疮，月经常推后或稀发，甚者停闭不行，带下量多，色白质黏无臭，头晕心悸，胸闷泛恶，面目虚浮，舌淡胖，苔白腻，脉滑。

治法：化痰祛湿，活血消癥。

方药：导痰化瘀汤（自拟）加减。

苍术9g、香附6g、姜半夏9g、茯苓15g、陈皮9g、胆南星9g、枳壳9g、炙甘草6g、桃仁9g、海螵蛸9g、丹参9g、茜草12g。

方中苍附导痰汤燥湿化痰，健脾和胃，以杜生痰之源；桃仁、丹参、茜草、海螵蛸化瘀消癥。诸药相合，燥湿除痰，行气活血，使痰湿祛，气血运行通畅则月事以时下。

2. 气滞血瘀夹痰

主要证候：症见经闭，不孕，颜面痤疮，胸闷，乳房胀痛，经来腹痛，色黯，有血块，舌暗红边瘀斑，苔薄白腻，脉弦。

治法：活血化瘀，豁痰调经。

方药：血府逐瘀汤（《医林改错》）加减。

桃仁9g、红花3g、当归12g、生地黄12g、川芎9g、赤芍9g、甘草 6g、桔梗 6g、牛膝 15g、枳壳 9g、柴胡 9g、法半夏 9g。

方中桃仁、红花活血化瘀，使血行通畅，冲任瘀阻消除而经行；四物汤养血调经；配柴胡、赤芍、枳壳、甘草疏肝理气解郁，使气行则血行；半夏豁痰、桔梗开胸膈之结气；牛膝引瘀血下行。诸药合用既有活血化瘀养血之功，又有理气豁痰之效，使气血流畅，瘀血消散，经闭得通，月事以时下。

3. 肝郁肾虚夹痰

主要证候： 症见婚久不孕，月经量少，经期延后或闭经，腰背酸痛，白带清稀，畏寒，舌淡红，苔薄白，脉细弦，尺沉。

治法： 疏肝补肾，化瘀除痰。

方药： 定经汤（《傅青主女科》）加减。

菟丝子 30g、白芍 9g、当归 9g、熟地 12g、山药 15g、茯苓 12g、芥穗 6g（炒黑）、柴胡 6g、陈皮 9g、法半夏 9g、覆盆子 15g、炙甘草 6g。

方中菟丝子、覆盆子、熟地滋阴补肾，三药配伍补肾益精，养冲任为君；当归、白芍养血柔肝调经为臣；柴胡、荆芥既可疏肝解郁，又可理血，山药、茯苓、法半夏健脾和中而利肾水为佐使。全方疏肝补肾，肝气舒而神精旺，气血调和，冲任相资，则血海充盈，月事以时下。

4. 寒湿瘀阻型

主要证候： 经行错后，量少，色暗有块，小腹冷痛，畏寒肢冷，面色苍白，小便清长，舌淡晦边瘀斑，苔白腻，脉沉迟。

治法： 温经散寒，活血化瘀。

方药： 温经汤（《金匮要略》）加减。

桂枝 9g、吴茱萸 6g、当归 12g、川芎 9g、白芍 9g、姜半夏 9g、人参 9g、麦冬 9g、丹皮 9g、炙甘草 6g、阿胶（烊化）6g、生姜 3g。

方中桂枝、吴茱萸、生姜以温经暖宫为君；麦冬、半夏润燥、化痰、降逆为臣；阿胶、当归、川芎、芍药、丹皮养血祛瘀为佐；甘草、人参补益中气为使。全方共奏温经散寒，活血祛瘀，化痰降逆之功。

（二）临证加减心得

随症状变化，及月经周期冲任、胞宫阴阳气血变化而加减。

湿盛者加藿香、薏苡仁、白豆蔻以宣化水湿；气虚者，加党参、黄芪、白术；肾阳虚者加覆盆子、肉苁蓉、肉桂；痰湿化热加黄芩；心火上炎者加淡竹叶、莲子心。

审月经周期加减用药：经后期（卵泡期）加枸杞子、何首乌、女贞子等滋肾填精；经间期（排卵期）加桃仁、川芎、丹参等活血通络；经前期（黄体期）加鹿角霜、菟丝子等温补肾阳、佐以滋阴；行经期（月经期）加蒲黄、五灵脂、牛膝等活血通经，引血下行。

附：典型病例

案 1. 多囊卵巢综合征合并不孕症

蒋某，女，27 岁，职员。2012 年 6 月 15 日初诊。

病史：无避孕 3 年未孕，其夫精液正常。自 14 岁月经初潮后，月事延后而至，周期 30 ~ 60 天，经量中，色暗红，夹血块，经行腹痛、腰酸，伴经前乳胀，7 天净。经净旬余后复阴道出血，量少，持续 3 ~ 7 天止。末次月经 2012 年 5 月 27 日。平日腰背酸软，带下清稀，畏寒，便溏，舌淡红、略胖、边瘀斑、苔薄白，脉细弦。患者形体适中，查体：身高 160cm，体重 48kg，黑棘皮病（－）。

辅助检查：输卵管造影示输卵管通畅；测不孕不育抗体提示均阴性；超声提示卵巢多囊样改变；女性内分泌示卵泡刺激素（FSH）7.24mIU/ml、黄体生成素（LH）22.93mIU/ml、催乳素 265.84μIU/ml、雌二醇 192.0pmol/L、睾酮 1.91nmol/L。

辨证：痰湿瘀阻。

治法：燥湿化痰，化瘀调经。

处方：导痰丸化瘀汤（自拟）加减。

苍术 9g、香附 6g、茯苓 15g、陈皮 6g、姜半夏 9g、桃仁 9g、红花 3g、当归 12g、胆南星 9g、川芎 9g、赤芍 9g、柴胡 9g。

治疗初期 3 个月，月经基本 40 ~ 60 日左右一行，量、色正常，经间期出血除，内分泌 LH/FSH 比值恢复正常，基础体温呈不典型双相。继续给予纯中药治疗，并结合月经周期阴阳气血消长而加减之。

治疗第 4 个月基础体温呈双相，月经 40 天一行，规律 4 个月后自然怀孕。末次月经 2013 年 2 月 20 日，其间出现阴道少量出血，予其保胎治疗后，阴道出血止，胚胎发育良好，后足月顺娩一男。

案 2. 多囊卵巢综合征（青春期功能失调性子宫出血）

陈某，女，23 岁，未婚，2009 年 10 月 28 日初诊。

病史： 该患 14 岁月经初潮，开始几年尚规律。近 3 年月经不规律，经血非时而下，出血量时多时少，淋漓不断，色暗红，夹有血块，现阴道流血 6 天。心悸气短，胸脘满闷。面色萎黄，面见痤疮，舌淡晦胖、边瘀斑、苔薄白，脉细弦。查体：身高 165cm，体重 55kg。

辅助检查： 妇科彩超：子宫 53mm×39mm×46mm，左卵巢 20mm×16mm，右卵巢 18mm×18mm，内膜 11mm。性激素六项：卵泡刺激素 9.36mIU/ml，黄体生成素 36.27mIU/ml，催乳素 111.57μIU/ml，雌二醇 161.93pmol/L，睾酮 0.75nmol/L。

辨证： 痰湿瘀阻气虚。

治则： 豁痰除湿，益气固冲。

方药： 苍附导痰丸（《广嗣纪要》）合安冲汤（《医学衷中参西录》）加减。

苍术 9g、香附 6g、姜半夏 9g、茯苓 12g、红参 9g、黄芪 12g、白术 12g、炙甘草 6g、乌贼骨 9g、龙骨 12g、牡蛎 12g、茜草 12g。

由于经血失约，气随血下，气血两亏，心失所养，出现心悸气短、面色萎黄、舌胖等气虚之症。遵"有形之血不能速生，无形之气所当急固"之旨，方中用苍附导痰丸豁痰除湿，合用安冲汤益气固冲化瘀止血以塞其流。

血止后再转治其主证，用苍附导痰丸加减，豁痰除湿，化瘀调经。

先后加减用药半年后，月经恢复正常，复查内分泌明显改善：卵泡刺激素 7.48mIU/ml，黄体生成素 8.14mIU/ml，催乳素 221.21μIU/ml，雌二醇 139pmol/L，睾酮 1.40nmol/L。

案 3. 多囊卵巢综合征（闭经）

江某，女，20 岁，2011 年 6 月 5 日初诊。

病史：停经 6 个月。既往 10 岁初潮，月经不规律，2 ~ 4 月一行，持续 7 ~ 13 天。素月经量多，色暗红，夹血块，经前乳房胀痛。外院曾诊断高催乳素血症，口服溴隐亭降至正常水平。面部痤疮色黯，现停经 4 个月，自觉乏力，腰酸；舌淡红、边有瘀斑、苔薄白，脉细弦。

体格检查：身高 153cm，体重 44kg，黑棘皮病（+），胡须明显。该患者系早产儿，出生时体重仅 2kg。

辅助检查：超声示卵巢呈多囊样改变，子宫内膜厚 6.6mm；蝶鞍部 CT 平扫：鞍区无明显扩大，垂体形态较小，高度约 4mm，垂体柄尚居中，未见明显偏移征象。卵泡刺激素 6.314mIU/ml，黄体生成素 20.534mIU/ml，雌二醇 636.29pmol/L，睾酮 1.09nmol/L，催乳素 332.28μIU/ml。

辨证：肝郁肾虚夹痰凝。

诊疗：患者已停经 6 个月，先用甲羟孕酮，促其转经，再用中药调整。

（1）第一阶段：停经 6 个月，月经未潮，予安宫黄体酮 12mg/d，连服 5 天，停药后 1 周转经。中药以疏肝补肾，祛痰调经为治，药用：苍术 9g、香附 6g、制半夏 9g、党参 15g、枳实 6g、陈皮 9g、胆南星 6g、菟丝子 15g、茯苓 15g、当归 12g、川芎 9g、川牛膝 15g、柴胡 6g、白芍 12g、桃仁 9g。水煎服，日 1 剂，早、晚 2 次分服。

（2）第二阶段：经上述方案治疗 9 月后，月经周期为规律 35 ~ 40 天左右一行，月经量正常，经期缩短至 5 ~ 7 天。舌淡红、边有瘀斑、苔薄白，脉细弦。腰酸、乏力症状缓解明显，面部痤疮、胡须明显减轻。由于时值高三，冲刺高考，故压力较大，病情反复，伴有乳房胀痛，夜寐欠安，大便 2 ~ 3 天一行。复查内分泌四项测定：卵泡刺激素 6.17mIU/mL，黄体生成素 3.34mIU/mL，雌二醇 277.0pmol/L，睾酮 1.60nmol/L。与第一阶段相比，患者肾虚症状改善，并且月经量转常，生殖激素水平得到明显改善，LH/FSH 比值下降至正常，见药中病，守上法继续予化痰除湿、疏肝补肾，守上方用苍附导痰汤加减，在主方基础上酌加贝母 6g、瓜蒌仁 9g 宣肺化痰润肠。

（3）**第三阶段**：治疗 1 年 5 个月后，月经以时下，月经量适中，持续 5 ~ 7 天，经前仍有乳房胀痛，面部痤疮虽减但时见。舌淡红、边有瘀斑、苔薄白，脉细弦。体格检查：黑棘皮减退，面部痤疮、胡须明显减轻。性激素五项测定：卵泡刺激素 5.48mIU/mL，黄体生成素 6.87mIU/mL，雌二醇 170pmol/L，催乳素 168.42μIU/ml，睾酮 1.64nmol/L。经治症状改善明显，生殖激素水平基本正常。

❀ 第三节　子宫内膜异位性疾病中医辨治

子宫内膜异位性疾病，包括子宫内膜异位症和子宫腺肌病，两者均由具有生长功能的异位子宫内膜所致，是指有活性的内膜细胞种植在子宫腔内膜以外的位置而形成的一种女性常见妇科疾病，但两者的发病机制及组织发生不尽相同，临床表现及其对卵巢激素的敏感性亦有差异。病情复杂，病因不明；治疗上难获速效，难控复发。而且诸症夹杂病变多样，病情广泛，属妇科疑难杂症。

一、中医对子宫内膜异位症病机的认识

离经之血，蓄而为瘀，阻于冲任、胞宫，日久成癥成瘕为其主要病机。胞脉瘀阻，气血运行不畅，不通则痛；瘀浊胶结，停于冲任胞宫，积聚成癥；冲任阻滞，精、血不能相资，故难成孕。

而"子宫内膜异位性疾病"，之所以其临床症状表现亦是伴随月经周期作止，无不与月经周期冲任、胞宫气血变化有关。在月经前后受阴阳气血消长变化的影响，若因气滞血瘀、寒湿凝聚、湿热瘀阻，在经前冲任气血充盛，血海满盈之期，则引起冲任、子宫气血壅滞，不通则痛，故实证痛经多发生在经前和经期 1 ~ 3 天；经后气血随经下泄后，冲任、胞脉之阻滞有所缓解，则疼痛自消。若因肝肾虚损、气血虚弱，

在行经后期或经后气血下泄之时，冲任不足，子宫、胞脉失养，不荣则痛，故虚证痛经多发生在经后或行经之末期。

二、痛经、包块的辨证

痛经当辨识疼痛发生的时间、性质、部位以及程度。一般痛在经前、经行之初、中期者多属实；痛在月经将净或经后者多属虚。疼痛剧烈、拒按、掣痛、绞痛、灼痛、刺痛者多属实；隐隐作痛、坠痛、喜揉喜按者多属虚。痛甚于胀，血块排出疼痛则减轻或刺痛、持续作痛者多为血瘀；胀甚于痛，时痛时止者多为气滞。绞痛、冷痛得热痛减者多属寒；灼痛而得热痛增者多为热。子宫内膜异位性疾病的痛经，多于经前、经期加剧。

子宫内膜异位性疾病的包块，有大有小。有表现以子宫增大为主；有以少腹包块（卵巢肿物）为主；有以盆腔为主。形态各异，有实性块状，有囊实性包块，有的呈片状，但多以暗褐色为多，也可见淡黄色、无色。实性、囊实性、暗褐色以血瘀为主；淡黄色，无色，多属于血不利则为水，瘀阻水停。

三、治疗思路

（一）治疗原则

《灵枢·水胀》已为本病提出治疗原则："皆生于女子，可导而下。"导，引也，有疏通之义，故"子宫内膜异位性疾病"的治疗，主要以疏通胞脉气血为主。

（二）治疗大法

活血化瘀，引血归经为本。祛浊行滞以治因；消癥散结以治标。《医宗金鉴·妇科心法要诀》："凡治诸癥积，宜先审身形之壮弱、病势之缓急而治之。如人虚，则气血衰弱，不任攻伐，病势虽盛，当先扶正气，而后治其病；若形证俱实，宜先攻其病也。经云：大积大聚，衰其大半而止。盖恐过于攻伐，伤其气血也。"

（三）辨证施治

"子宫内膜异位性疾病"应辨病与辨证相结合，注重局部与整体的联合诊断。

1．气滞血瘀

主要证候： 经前和经期小腹胀痛，经行不畅，经色紫黯，有血块，伴胸胁、乳房胀痛，并伴盆腔子宫、卵巢包块，舌紫黯或有瘀点，脉弦。

治法： 活血化瘀，行气止痛。

方选： 膈下逐瘀汤（《医林改错》）。

2．寒凝胞中

（1）阳虚内寒

主要证候： 经期或经后小腹冷痛，喜温喜按，经量少，经色黯淡，或下腹包块，伴腰膝酸软，唇紫，舌淡胖，边有齿印，苔白润，脉沉迟。

治法： 温经化瘀，暖宫止痛。

方选： 温经汤（《金匮要略》）。

（2）寒湿凝滞

主要证候： 经前和经期小腹冷痛，得热痛减，按之益甚，经量少，经色黯黑，或有血块，伴畏寒肢冷，舌淡黯，苔白腻，脉沉紧。

治法： 温经散寒，化瘀止痛。

方选： 少腹逐瘀汤（《医林改错》）。

3．湿热瘀阻

主要证候： 经前和经期小腹胀痛、灼热，或痛连腰脊，经量多或经期长，经色黯红，质稠，平时小腹疼痛，带下量多，色黄，质稠，舌红，苔黄腻，脉弦数或滑数。

治法： 清热除湿，化瘀止痛。

方选： 清热调血汤（《古今医鉴》）或解毒活血汤（《医林改错》）。

4．气虚血瘀

主要证候： 经后和经期小腹隐痛，喜揉喜按，经量少，经色淡，质稀，伴小腹、阴户空坠，神疲乏力，舌淡，脉细弱。

治法： 益气养血，和营止痛。

方选： 圣愈汤（《兰室秘藏》）合失笑散（《太平惠民和剂局方》）。

5. 肾虚血瘀

主要证候：经后小腹绵绵作痛，经量少，经色淡黯，质稀，伴腰膝酸软，耳鸣，潮热，下腹包块，舌淡晦边瘀斑，脉细弱。

治法：补肾化瘀，活血止痛。

方选：归肾化瘀汤[①]（笔者个人经验方）。

（四）因人因时制宜

痛时：化瘀止痛。在辨证基础上，加大化瘀止痛之品，延胡索、蒲黄、五灵脂、莪术、三棱、乳香、没药可酌情选用。

平时：审证论治以治本。"子宫内膜异位性疾病"，非疼痛时，更易辨明病证，审证论治，调理冲任气血，引血归经，以达气血调和，经脉顺畅。

（五）审期论治

"子宫内膜异位性疾病"，其发生与月经周期密切相关，多数是平时有下腹坠痛、闷痛，经前、经期加剧；或平时无症状，只在性生活时触痛、月经期加剧。这与冲任、胞宫的阴阳气血周期性变化有关，故治疗时应顺应月经周期不同时期的变化而调之。

由于"子宫内膜异位性疾病"痛经的发生具有显著的周期性，在治疗上也应因时制宜，选择最佳的治疗时机，以期取得最佳的疗效。

一般来说，实证者应着重在经前 5 ～ 10 天治疗，用药以疏通气血为主，重在消除气机之郁滞和血脉之瘀阻，使气血流畅，通则不痛；虚证者则着重在经期后半段和经后 3 ～ 7 天治疗，以养血益阴为主，补精血之不足，使胞脉得以润养，荣则不痛。

1. 经期：因势利导

化瘀止痛，引血下行。顺应经期胞宫以泻为顺，经血以下行、排出为顺，祛旧生新。由于经前气血壅盛，血不利则为水，故治当酌加利水行瘀之品。

---

① 归肾化瘀汤组成：菟丝子15g　枸杞子15g　杜仲12g　熟地18g　当归12g
川芎9g　桃仁9g　蒲黄9g　五灵脂9g　三棱9g　莪术9g　茯苓15g　山药15g
炙甘草6g

2．非经期：化瘀消癥、引血归经

离经之血，瘀而成癥，阻于冲任胞宫，为本病主要发病机理，故当引血归经治其源，化瘀消癥治其本。因热迫血离经者，当清热凉血；因气虚致血失统摄者，当益气固摄，防血外溢；因瘀致血离经者，当化瘀以引血归经；因寒致血离经，寒则血凝，当温经散寒；因气滞而致血离经者，当理气行滞。

另外，如针灸、推拿、保留灌肠、热熨、贴敷，可酌情选用。

（六）子宫内膜异位性疾病用药心得

理气行滞，活血化瘀：郁金、赤芍、三棱、莪术、水蛭、鳖甲、桃仁、红花。

温经散寒，活血化瘀：小茴香、吴茱萸、桂枝、蛇床子、乌药、肉桂。

化瘀通腑：大黄、琥珀、芒硝。

化痰消癥，软坚散结：海藻、昆布、贝母。

化瘀利水：泽兰、益母草、茜草、茯苓。

附：典型病例

张某，女，26 岁，已婚。经行下腹疼痛 10 多年，加剧 2 年，伴月经异常。

患者从 2003 年婚后不久始出现经前及经期小腹痛，并逐步加重，伴有腰痛和肛门坠痛。剧痛时呕吐，出冷汗，不能坚持上班，月经周期基本正常。从 2005 年 2 月开始，经量增多，经期延长达 10 多天，经色紫黯，血块多，块出痛减。大便溏，每日大便 2～3 次。神清，唇干裂，舌淡胖黯，边有齿印、瘀斑，苔薄白，脉弦细数。

实验室检查：血清 CA125 107IU/ml。阴道 B 超：子宫增大，回声增粗不均匀；左附件区囊实性包块，大小约 7cm×5cm×5.5cm，右附件区囊实性包块，大小 6cm×3.5cm×2.5cm。

证型：寒湿瘀滞。

治法：温经散寒，化瘀止痛，引血归经。

方药：温经汤（《金匮要略》）加减。

　　桂枝 12g、吴茱萸 6g、姜半夏 9g、当归 12g、川芎 9g、桃仁 9g、白术 15g、五灵脂 9g、炙甘草 6g、党参 15g、蒲黄 9g、干姜 6g。加减：经期加川牛膝 15g、茯苓 15g、乌药 9g；大便稀溏，加白扁豆 9g、茯苓 15g；便前有腹痛者，加木香 6g、黄连 3g。

　　经过 3 个月治疗，复查阴道 B 超，提示：右附件区包块消失，左附件区包块缩小，痛经明显减轻。再经半年的治疗，成功自然怀孕，足月剖宫产一男。

第六章

女科常用方剂区别

在浩瀚的中药方剂中，有很多方似曾相识，用药如用兵，遣方用药，有如排兵布阵，必须知己知彼，知方药之功效，并能辨同中之别。在女科常用方剂中，有不少方名相同，或类似，或治法相同，但方不同，令学者茫然。为了便于学而用之，从方名、出处、功效、药物组成等方面，对各方药如何区别选用，奉上一点心得，仅供参考。

❀ 第一节　月经病常用方

一、清经散与两地汤

方名	清经散	两地汤
出处	\multicolumn{2}{c}{《傅青主女科》}	
功效	清热调经	养阴清热
组成	熟地、地骨皮、白芍、丹皮、青蒿、黄柏、茯苓	生地、地骨皮、白芍、玄参、阿胶、麦冬
使用心得	\multicolumn{2}{l}{　　清经散与两地汤都是治疗月经先期的方子，两方同出自《傅青主女科》。两方在药物组成上，区区六七味药的一个方子，同有地黄、地骨皮、白芍三味药，所以令人易混淆，但若细品其药物组成，便无不叹傅氏之匠心。两地汤是在增液汤基础上，加地骨皮、白芍、阿胶，以养阴补血止血；清经散虽为清实热之方，然方中仅选用苦能坚阴之黄柏一味，清热不伤阴，更妙在佐以青蒿能引药入血分，茯苓健脾利水，引热从小便而解。两方的药物组成可突显治疗月经病用药特点：①治月经病应步步顾护阴血；②清热不宜过用苦寒，因过用苦寒之品可伤阴；③清热当从养阴血之中清热；④月经病之热，自可随经而下，不必重伐。}	

二、血府逐瘀汤、膈下逐瘀汤、少腹逐瘀汤

方名	血府逐瘀汤	膈下逐瘀汤	少腹逐瘀汤
出处	《医林改错》		
功效	活血化瘀，理气行滞	活血化瘀，理气止痛	温经散寒，化瘀止痛
组成	桃仁、红花、当归、生地、川芎、赤芍、牛膝、桔梗、柴胡、枳壳、甘草	当归、川芎、赤芍、桃仁、红花、枳壳、延胡索、五灵脂、丹皮、乌药、香附、甘草	小茴香、干姜、官桂、延胡索、没药、当归、川芎、赤芍、蒲黄、五灵脂
使用心得	三个逐瘀汤均出自王清任《医林改错》，由于方名都为逐瘀汤，三方都是立活血化瘀为治法，故易混记。血府逐瘀汤与膈下逐瘀汤，均是由桃红四物汤化裁而来。血府逐瘀汤是桃红四物汤加牛膝、桔梗、柴胡、枳壳、甘草，故治偏理气行滞。但由于王清任所设血府逐瘀汤是治疗膈以上瘀血，故方中加入桔梗引药上行，若用于治疗妇科病，则可不必用桔梗，而是当用川牛膝引药下行。膈下逐瘀汤是桃红四物汤中去地加枳壳、延胡索、五灵脂、丹皮、乌药、香附，膈下逐瘀汤的理气止痛之功更胜一筹。而少腹逐瘀汤，方中以小茴香、干姜、官桂为君，故名少腹逐瘀汤，以温经散寒为治，方中有失笑散、延胡索、没药，故温经散寒、化瘀止痛为其特别之处。		

三、保阴煎与固阴煎

方名	保阴煎	固阴煎
出处	《景岳全书》	
功效	清热凉血，固冲止血	补肾固阴，宁心益气
组成	生地、熟地、黄芩、黄柏、白芍、续断、甘草	山茱萸、熟地、山药、人参、炙甘草、菟丝子、五味子、远志
使用心得	两方都名为煎，均出自张景岳之手，生地、熟地都得有，保阴煎更是两地均用，突显张景岳用药特点。由于保阴煎中加入黄芩、黄柏清热；而固阴煎则是以六味中三补，更加菟丝子以补肾，人参、炙甘草以益气，妙在五味子、远志以宁心安神，交通心肾。 　　两方一保一固，一方清热之中保肾阴；一方宁心益气，心肾同治以固肾。	

四、举元煎与安冲汤

方名	举元煎	安冲汤
出处	《景岳全书》	《医学衷中参西录》
功效	补气摄血固冲	补气提升，固冲止血
组成	人参、白术、黄芪、升麻、甘草	白术、生黄芪、生龙骨、生牡蛎、大生地、生杭芍、海螵蛸、茜草、续断
使用心得	举元煎与安冲汤，都是补气固冲的方子。举元煎有小补中益气汤之谓，健脾升提固冲。举元煎原治气虚下陷，血崩血脱，亡阳垂危等证；安冲汤则白术、黄芪升提之中加入大量固冲止血之品。故两方的区别在于：单纯脾虚气陷之血崩者，用举元煎升举脾气，固冲止血；若气虚冲任不固之大出血者，则选安冲汤，健脾益气，固涩止血。	

五、逍遥散与定经汤

方名	逍遥散	定经汤
出处	《太平惠民和剂局方》	《傅青主女科》
功效	疏肝理气调经	疏肝补肾
组成	柴胡、白术、茯苓、当归、白芍、薄荷、煨姜	柴胡、炒荆芥、当归、白芍、熟地、茯苓、山药、菟丝子
使用心得	逍遥散为疏肝理气之祖方，而定经汤方中见逍遥散影子。定经汤取逍遥散疏肝解郁，重用白芍、当归补血养肝柔肝，解肝之郁；菟丝子补肾以解肾之郁；妙在用山药易白术，脾肾双补；用黑荆芥易薄荷，既能助柴胡疏肝理气，又能引药入血分，共呈疏肝补肾之功。	

六、两温经汤

方名	温经汤	温经汤
出处	《金匮要略》	《妇人大全良方》
功效	温经化瘀	温经散寒，化瘀止痛
组成	人参、当归、川芎、白芍、桂枝、丹皮、甘草、吴茱萸、麦门冬、半夏、阿胶、生姜	人参、当归、川芎、白芍、肉桂、丹皮、甘草、莪术、牛膝
使用心得	两方同名温经汤，药物大部相同，但由于个别药物的不同，虽方名相同，但同中有别。《金匮要略》的温经汤，是针对冲任虚寒夹有瘀血之崩漏而设的一张方子，温中散寒养血化瘀调经。方中重用吴茱萸、桂枝以温经散寒暖宫，	

续表

使用 心得	散寒止痛，降逆止呕。《妇人大全良方》的温经汤，为"治寒气客于血室，以致血气凝滞，脐腹作痛，其脉沉紧"者而设的一张方子，方中以桂心温经散寒降逆，并加莪术、牛膝以化瘀止痛。两方的区别还在于，用桂枝与肉桂之别，桂枝长于散表寒，通阳化气；肉桂长于温里寒，补火助阳。《金匮要略》温经汤用桂枝，力偏温阳化气，助化水湿，加之方中重用了吴茱萸，方中还有半夏，故全方合用，温经散寒化湿力较强；而《妇人大全良方》用的是肉桂，温阳之力较大，故温阳散寒、化瘀止痛尤著。

七、当归地黄饮、大补元煎、归肾丸

方名	当归地黄饮	大补元煎	归肾丸
出处		《景岳全书》	
功效	补肾养血调经	补血益气调经	滋阴养血，填精益髓
组成	山茱萸、熟地、山药、甘草、当归、杜仲、怀牛膝	山茱萸、山药、熟地、炙甘草、当归、杜仲、枸杞、人参	熟地黄、山茱萸、山药、当归、杜仲、枸杞子、菟丝子、茯苓
使用 心得	当归地黄饮、大补元煎、归肾丸，三方药物相似，均出自《景岳全书》，同以六味地黄丸三补加当归、杜仲、枸杞为基础，故都有补肾养血之功。 　　不同的是，当归地黄饮方中加怀牛膝，兼治肾虚腰膝疼痛等症；大补元煎，妙加一味人参，以助补阳。如张景岳于《景岳全书》云"大补元煎，治男妇气血大坏，精神失守危剧等证。此回天赞化、救本培元第一要方……盖人

使用心得	参之功，随阳药则入阳分，随阴药则入阴分，欲补命门之阳，非加人参不能捷效"。归肾丸在基础方上加菟丝子、茯苓。张景岳谓此方治疗"肾水真阴不足，精衰血少，腰酸脚软，形容憔悴，遗泄阳衰等证"，此左归、右归二丸之次者也。因药物加减，方名有别，治便有所不同。

八、固本止崩汤与固冲汤

方名	固本止崩汤	固冲汤
出处	《傅青主女科》	《医学衷中参西录》
功效	益气止崩	益气固冲止血
组成	熟地、炒白术、生黄芪、酒当归、黑姜、人参	白术、黄芪、山茱萸、白芍、煅牡蛎、煅龙骨、海螵蛸、茜草、棕榈、五倍子
使用心得	两方每见于崩漏气虚证所选之方，因此常令人难于取舍。固本止崩汤出自《傅青主女科》，治疗血崩昏暗，虽治疗血崩，但没用大队止涩药。其认为"世人一见血崩，往往用止涩之品，虽能取效于一时，但不用补阴之药，则虚火易于冲击，恐随止随发，以致经年累月不能全愈者有之。是止崩之药，不可独用，必须于补阴之中行止崩之法"，故方中重用熟地养阴，全方妙在补血益气，而不去止血，以养阴益气止崩。固冲汤出自《医学衷中参西录》，此方是张锡纯为妇女血崩而设的一张方子。其特点，脾肾双补，且用大量固涩之品，目的在于急收一时止崩之功。并嘱，若脉象热者加大生地一两；凉者加乌附子二钱；大怒之后，因肝气冲激血崩者，加柴胡二钱。两方出自不同医家之手，治崩理念不同。固本止崩汤，重在固本，养阴血之中加益气止崩之品；固冲汤则于益气之中，重用固涩止崩。后者，对于大出血者，也许是一权宜之治。		

九、补中益气汤与归脾汤

方名	补中益气汤	归脾汤
出处	《脾胃论》	《济生方》
功效	补脾益气，摄血调经	补益心脾，养血安神
组成	人参、黄芪、甘草、当归、白术、陈皮、升麻、柴胡	党参、黄芪、炙甘草、当归、白术、茯神、龙眼肉、酸枣仁、远志、木香
使用心得	补中益气汤与归脾汤均有健脾益气作用。补中益气汤除参、芪外，还有升麻、柴胡，故其升阳举陷之力专；而归脾汤则因方中有茯神、龙眼肉、酸枣仁、远志等宁心安神之品，故心脾同治，尤擅安神。	

十、加味四物汤与二加减四物汤

方名	加味四物汤	加减四物汤	加减四物汤
出处	《傅青主女科》		
功效	补血疏肝，调经止痛	补血固肾，引血归经	补血益肾，清热安胎
组成	大熟地一两、九蒸，白芍五钱、酒炒，当归五钱、酒洗，川芎三钱、酒洗，白术五钱、土炒，粉丹皮三钱，元胡一钱、酒炒，柴胡一钱，甘草一钱	大熟地一两、九蒸，白芍三钱、酒炒，当归五钱、酒洗，川芎二钱，白术五钱、土炒，山茱萸三钱、蒸，黑荆芥三钱、炒，续断一钱，甘草一钱	熟地五钱、九蒸，白芍三钱、生用，当归一两、酒洗，川芎一钱，山栀子一钱、炒，山茱萸二钱、去核，山药三钱、炒，丹皮三钱、炒

| 使用
心得 | 　　傅青主于《傅青主女科》中，共有三个加减四物汤。分别见于"经水忽来忽断时疼时止""经水过多""大便干结小产"篇。三方同以四物汤为主，均同为血虚证。虽名类同，均为加减（加味）四物汤。然名同而药物加减不同，药量不同，所治亦有别。于"经水忽来忽断时疼时止"篇中，是以补肝中之血，通其郁而散其风。方中重用熟地一两及芍、归，加白术、元胡、甘草利腰，止疼；柴胡、丹皮以理气化瘀；于"经水过多"篇中，以大补血之中而引血归经为其治法，故重用熟地、当归，另加白术利腰脐之气，黑荆芥引血归经止血，山萸、续断补肾填精；于妊娠病"大便干结小产"篇中，以清胞中之火、补肾中之精为治，故方中重用当归一两、熟地五钱补血润肠通便，丹皮、栀子清胞中之火，山萸、山药补肾中之精安胎。
　　虽然在四物汤的基础上加减，病证不同，故在四物的药量上不尽相同，所加之药亦不同。足可见傅青主熟谙药理，灵活应用于股掌之上。 |

❀ 第二节　带下病常用方药

一、完带汤与易黄汤

方名	完带汤	易黄汤
出处	《傅青主女科》	
功效	健脾益气，升阳止带	健脾除湿，清热止带

续表

组成	白术、山药、人参、白芍、车前子、苍术、甘草、陈皮、黑芥穗、柴胡	黄柏、山药、白果、芡实、车前子
使用心得	完带汤为白带而设之方，其组方之意，在于"寓补于散之中，寄消于升之内，升提肝木之气"。方中补者，傅青主重用白术、山药，以补脾肾止带。而并非以党参为补，此是傅青主用药独特之处；散者，用苍术、陈皮散任带之水湿；消者，车前子利尿，使邪从小便解而消水湿。风能胜湿，用荆芥穗疏风散湿；升者，柴胡配党参，以升脾阳举陷；柴胡配白芍疏肝以升提肝木之气。因此，完带汤正如傅青主所说，"脾、胃、肝三经同治"。 　　易黄汤也是出自《傅青主女科》带下篇，为黄带而设。傅氏认为，"黄带乃任脉之热……单治脾何能痊乎！治宜补任脉之虚，而清肾火之炎"。故用黄柏清热，重用山药、芡实补任脉之虚，白果引药入任脉，车前子引邪从小便而解。 　　两方均治疗带下病，完带汤治疗脾虚型白带病；易黄汤治疗夹有热之黄带病。	

二、清利湿热三方

方名	止带方	龙胆泻肝汤	萆薢渗湿汤
出处	《世补斋医书》	《医宗金鉴》	《疡科心得集》
功效	清利湿热	泻肝清热	渗湿化浊，清热解毒
组成	猪苓、茯苓、车前子、泽泻、茵陈、赤芍、丹皮、黄柏、栀子、牛膝	龙胆草、黄芩、栀子、当归、柴胡、生地、木通、车前子、泽泻、甘草	萆薢、薏苡仁、黄柏、赤茯苓、丹皮、泽泻、通草、滑石

使用心得	止带方、龙胆泻肝汤、萆薢渗湿汤三方均为清热利湿之方。但湿热之间，有轻有重，故治亦有别。 止带方，清热利湿药并重，故治疗湿热并重之带下病；龙胆泻肝汤的出处较为复杂，有十几方之多，今采用《医宗金鉴》所载之方，方中龙胆草味苦，性寒，归肝、胆经，与栀子、黄芩合而用之，力泻肝胆实火，故龙胆泻肝汤清肝经湿热，治下焦湿热，热重于湿者；萆薢渗湿汤出自《疡科心得集》，原方主治湿热下注之臁疮，治湿重于热之证。

❁ 第三节　妊娠病常用方药

一、安胎三方

方名	寿胎丸	胎元饮	泰山磐石散
出处	《医学衷中参西录》	《景岳全书》	《景岳全书》
功效	补肾安胎	补气养血，固肾安胎	益气健脾，养血安胎
组成	菟丝子、桑寄生、续断、阿胶	人参、杜仲、白芍、当归、熟地、白术、陈皮、炙甘草	人参、黄芪、白术、炙甘草、当归、川芎、白芍、熟地黄、川续断、糯米、黄芩、砂仁

续表

使用心得	寿胎丸出自张锡纯《医学衷中参西录》，用于治疗滑胎。张锡纯认为："且男女生育，皆赖肾脏作强。菟丝子大能补肾，肾旺自能荫胎。"故寿胎丸方中重用菟丝子，并合续断、桑寄生以补肾安胎，阿胶以养血止血。 胎元饮出自张景岳《景岳全书》，他认为"胎气有虚而不安者，最费调停。然有先天虚者，有后天虚者，胎元攸系，尽在于此。先天虚者，由于禀赋，当随其阴阳之偏，渐加培补，万毋欲速，以期保全。后天虚者，由于人事，凡色欲劳倦，饮食七情之类，皆能伤及胎气，治此者，当察其所致之由，因病而调，仍加戒慎可也。然总之不离于血气之虚，皆当以胎元饮为主"，故设胎元饮，"治妇人冲任失守，胎元不安不固者"。从药物组成可知，是在八珍汤基础上去辛温香燥、走而不守之川芎，并去有恐滑利之虞的茯苓；加杜仲以补肾安胎、陈皮以理气安胎。由此可见，胎元饮是以补益气血，佐以补肾安胎。 泰山磐石散也是出自张景岳之手，与胎元饮有类似之处，均为八珍汤加减化裁而来。但其不同的是，八珍汤只去茯苓，加黄芪、黄芩、续断、砂仁、糯米而成。张景岳认为：泰山磐石散，"治妇人血气两虚，或肥而不实，或瘦而血热，或脾肝素虚，倦怠少食，屡有堕胎之患。此方平和，兼养脾胃气血……血气清和，无火煎烁，则胎自安而固"。方中妙用糯米，糯米，性温、味甘，具有补中益气、健脾养胃、收敛止汗的作用，以助八珍补气血、健脾胃之力。更加黄芪、续断、砂仁，益气补肾以安胎。故泰山磐石散，较之胎元饮，健脾和胃、补气升提之力更强。

二、异位妊娠：宫外孕Ⅰ、Ⅱ号方

方名	宫外孕Ⅰ号方	宫外孕Ⅱ号方
出处	山西医学院附属第一医院	
功效	活血化瘀	破血化瘀，消癥杀胚
组成	赤芍、丹参、桃仁	赤芍、丹参、桃仁、三棱、莪术
使用心得	宫外孕Ⅰ、Ⅱ号方见于李翰卿、于载畿、药朝昕等11人合作撰写的《中西医结合非手术方法治疗宫外孕的研究》中。该研究之成功，开创了中西医结合治疗急腹症之先河，改写了宫外孕一经诊断必须手术治疗的历史。在新中国中西医结合史上，揭开了崭新的一页，使古老的传统中医学再次焕发出夺目的光彩。 　　这两个方，虽药味简单，但易记错。两方均以活血化瘀为主要治法，同有赤芍、丹参、桃仁三味药。区别在于，宫外孕Ⅱ号方，加入破瘀消癥之三棱、莪术，故当用于邪实正不虚，未破损期者；而宫外孕Ⅰ号方，相对药性较为平和，多用于异位妊娠已破损期，病情未稳定，不宜破血逐瘀。 　　当胞络已破损，血溢少腹，忌用破血之品，以防重伤；若胞络破损，血崩于内，阴血暴亡，则急当益气固脱，回阳救逆，以抢救生命为第一要务。	

❀ 第四节　产后病常用方药

一、生化汤与失笑散

方名	生化汤	失笑散
出处	《傅青主女科》	《太平惠民和剂局方》
功效	化瘀生新	活血行瘀，散结止痛
组成	当归、川芎、桃仁、炮姜、炙甘草	蒲黄、五灵脂
使用心得	生化汤是傅青主为治产后血块而设。傅青主认为："此症勿拘古方，妄用苏木、蓬、棱，以轻人命。其一应散血方、破血药，俱禁用。虽山楂性缓，亦能害命，不可擅用，惟生化汤系血块圣药也。"傅青主对生化汤情有独钟，《傅青主女科》一书，生化汤加减方大概用20多处，可谓活用到极致。方中重用当归以补产后血虚，中用川芎、桃仁，轻用炮姜、炙草。诸药合用，化瘀生新，温经止痛。最具特色的是所用溶剂，用的是黄酒、童便各半煎服。童便滋阴降火、凉血散瘀，并有治疗阴虚火升引起的咳嗽、吐血、鼻出血及产后血晕之功效。黄酒有活血祛寒、通经活络作用。黄酒、童便助生化汤化瘀祛血块。失笑散是治产后心腹痛欲死之方。书称百药不效，服此顿愈。蒲黄、五灵脂两药合用，加醋以提高化瘀止血之功。与生化汤的区别是，失笑散重在活血化瘀，散结止痛；生化汤化瘀生新。	

二、通乳丹与下乳涌泉散

方名	通乳丹	下乳涌泉散
出处	《傅青主女科》	《清太医院配方》
功效	补气养血，佐以通乳	疏肝解郁，通络下乳
组成	人参、黄芪、当归、麦冬、通草、桔梗、七孔猪蹄	当归、白芍、川芎、生地黄、柴胡、青皮、花粉、漏芦、通草、桔梗、白芷、穿山甲、王不留行、甘草
使用心得	通乳丹是傅青主为气血两虚乳汁不下而设的一张方子。其道出组方用意："妇人产后绝无点滴之乳，人以为乳管之闭也，谁知是气与血之两涸乎……世人不知大补气血之妙，而一味通乳，岂知无气则乳无以化，无血则乳无以生，治法宜补气以生血，而乳汁自下，不必利窍以通乳也。"方中重用参、芪、归，可见通乳丹是专补气血以生乳的。下乳涌泉散由逍遥散化裁而来。虽有肝郁，但并未侮脾，而是影响乳络，乳络不通，故去白术、茯苓，加天花粉、漏芦、通草、桔梗、白芷、穿山甲、王不留行大队通络下乳之药。两方主要区别在于，虚实不同。通乳丹治疗气血两虚之乳汁不足；下乳涌泉散则是适用于肝郁气滞之乳汁不通。	

🌼 第五节　女科杂病常用方

一、养精种玉汤与开郁种玉汤

方名	养精种玉汤	开郁种玉汤
出处	《傅青主女科》	
功效	补肾水，平肝木	疏肝解郁，调经种子
组成	大熟地（九蒸）一两、当归（酒洗）五钱、白芍（酒炒）五钱、山萸肉（蒸熟）五钱	白芍（酒炒）一两、香附（酒炒）三钱、当归（酒洗）五钱、白术（土炒）五钱、丹皮（酒洗）三钱、茯苓（去皮）三钱、花粉二钱
使用心得	均为种玉汤，易相混淆。"养精种玉汤"由四物汤化裁而来，去川芎易山萸肉以补肾滋阴，相伍而成。方中重用熟地以滋肾养阴为君；山萸肉补肾填精为臣；佐以当归、白芍以养肝血。妙在去辛温走窜而易烁阴精之川芎，易滋养肝肾而填精血之山萸肉，俾精血充沛，肝肾得养，阴能制阳，则虚火得灭，冲任和调，血海满盈，胞宫则易摄精成孕。如傅氏所言："此方之用，不特补血而纯于填精，精满则子宫易于摄精，血足则子宫易于容物，皆有子之道也。"开郁种玉汤，重用白芍，配香附以疏肝解郁为君；以白术、茯苓健脾益气为臣；佐当归配白芍以养血柔肝，以防肝克脾；肝气不舒，易郁而化热，故使以花粉、丹皮，以清热凉血。解肝、脾、心、肾四经之郁，以开胞胎之门，所以腰脐利而任带通达，不必启胞胎之门，而胞胎自启。由此可知，养精种玉汤重用熟地以养肾阴为主；开郁种玉汤重用白芍以柔肝养肝、解郁为主。	

二、毓麟珠与温土毓麟汤

方名	毓麟珠	温土毓麟汤
出处	《景岳全书》	《傅青主女科》
功效	补气养血，温肾调经	温肾补心脾
组成	人参、白术、茯苓、芍药、川芎、炙甘草、当归、熟地、菟丝子、杜仲、鹿角霜、川椒	巴戟天、覆盆子、白术、人参、怀山药、神曲
使用心得	毓麟珠与温土毓麟汤，方名都有毓麟两字，一看便可知与孕育有关。两方出处不同，药物组成不同，故所治不同。张景岳设毓麟珠，"治妇人气血俱虚，经脉不调，或断续，或带浊，或腹痛，或腰酸，或饮食不甘，瘦弱不孕"，故以八珍汤补益气血；菟丝子、杜仲补肾强腰；鹿角霜、川椒温肾助阳。诸药合用，共奏补益气血、温肾助阳、调经种子之功。温土毓麟汤，为治疗胸闷少食不孕而设的一张方子。方子精巧，药少治专。区区六味药，脾、胃、心、肾，四经同治，用巴戟天、覆盆子温肾补命门之火以助孕；人参、白术、山药、神曲，健脾和胃，土健以养其母。两方均可治疗不孕症，区别是：毓麟珠补益气血，温肾调经；温土毓麟汤，则如傅青主所云，补命门与心包络之火。